救急救命士標準テキスト

編集 救急救命士標準テキスト追補版編集委員会

追補版

ショックへの輸液・ブドウ糖投与

へるす出版

序　文

　今から約25年前，新たな国家資格として救急救命士が誕生して以来，救急救命士が担う救急救命処置については，厚生労働省や消防庁での「救急救命士の業務のあり方等に関する検討会」や「救急業務高度化推進検討会」で議論されたうえで拡大が図られてきた。

　今回の処置範囲拡大に関しては，社会的要請も加わり，「救急救命士の業務のあり方等に関する検討会」の指示のもと，平成22，23，24年度にわたり，厚生労働省の「地域医療基盤開発推進研究事業」のなかで臨床効果，安全性の確認と運用の実効性について検討が行われた。平成24年度には全国39のメディカルコントロール協議会，129の消防本部，2,332人の救急救命士の参加を得て実証研究が行われた。

　この際，研究班ではこれにかかわる教育内容，プロトコール，有害事象発生時の対応等を検討するとともにカリキュラムを作成し，事前説明会・講習会等でのテキスト，参考資料として提示した。その結果を基に，厚生労働省は平成26年4月1日から，所定の研修と実習を修了した救急救命士に心肺機能停止前の重度傷病者に対する静脈路確保と輸液，血糖測定および低血糖発作事例へのブドウ糖溶液の投与を可能とした。

　新たに加わる行為はいずれも心肺機能停止前でのショックや意識障害の重症者に対するものであり，従来の心肺機能停止状態下での処置と比較して，その観察，手技に関しても，さらなる知識・技術習得が必要となる。

　先の実証研究後に行ったアンケート結果から，全国での実施にあたっては標準化されたテキストの配布が必要であるとの要望があったことも踏まえて，「ショックへの輸液・ブドウ糖投与（救急救命士標準テキスト追補版）」としてテキストを作成することとした。

　本書は実証研究での分担研究者および研究協力者として加わった方を中心に執筆を依頼した。『救急救命士標準テキスト』（第8版）と内容が重なる部分については極力整合性を図るため，編集委員会では確認・修正，重複部分の再編等の作業を行った。ただし，整合性のないところについては，より新しい認識や合意に基づいた本書を尊重していただきたい。

　救急救命士誕生以来約25年の年月を経た今，心肺機能停止前の重症傷病者に対する処置が特定行為に加わったことで，救急救命士の皆様の責任はさらに重くなると思われるが，それに倍化する活躍も期待される。

　実証研究にご協力いただいたメディカルコントロール協議会，消防本部，救急救命士の方々，ご多忙ななか，加えて年度末の時期に短期間で執筆いただいた方々や，編集に当ってご意見やご協力をいただいた方々にここに深甚なる謝意を表する次第である。

　本書が救急救命士の教材として大いに役立つことを願って止まない。

平成26年3月

救急救命士標準テキスト追補版編集委員会

編集委員長　野口　宏

（愛知医科大学名誉教授）

編集委員会

編集委員長	野口　　宏	愛知医科大学名誉教授
編集委員	堤　　晴彦	埼玉医科大学総合医療センター
	畑中　哲生	一般財団法人救急振興財団救急救命九州研究所
	松本　　尚	日本医科大学救急医学

執筆者一覧

浦島　充佳	東京慈恵会医科大学分子疫学研究室
荻原　　健	順天堂大学大学院代謝内分泌内科学
織田　　順	東京医科大学救急医学
金丸　勝弘	宮崎大学医学部附属病院救命救急センター
郡山　一明	一般財団法人救急振興財団救急救命九州研修所
輿水　健治	埼玉医科大学総合医療センター救急科（ＥＲ）
坂本　哲也	帝京大学医学部救急医学
嶋津　岳士	大阪大学大学院医学系研究科生体統御医学
田中　秀治	国士舘大学院救急システム研究科
田邉　晴山	一般財団法人救急振興財団救急救命東京研修所
堂囿　俊彦	静岡大学人文社会科学部社会学科
中川　　隆	愛知医科大学病院高度救命救急センター
橋本雄太郎	杏林大学総合政策学部
畑中　哲生	一般財団法人救急振興財団救急救命九州研修所
松本　　尚	日本医科大学救急医学
南　　　和	草加市立病院救急科
山口　芳裕	杏林大学医学部救急医学
山田　知輝	大阪大学大学院医学系研究科生体統御医学
横田順一朗	市立堺病院
横田　裕行	日本医科大学大学院医学研究科救急医学分野
綿田　裕孝	順天堂大学大学院代謝内分泌内科学

厚生労働省医政局指導課救急・周産期医療等対策室

札幌市消防局

東京消防庁

藤沢市消防局

神戸市消防局

広島市消防局

救急救命士標準テキスト追補版

目　次

第1章　救急救命処置の変遷 …………………………………………………… 1

1　救急救命処置の変遷と新たな処置拡大
……………………………………（厚生労働省医政局指導課救急・周産期医療等対策室）　3

　A　救急救命処置の変遷 ……………………………………………………………………… 3
　　1．救急救命処置の定義　3
　　2．救急救命処置の変遷　3
　B　新たな処置拡大 …………………………………………………………………………… 4
　C　救急救命処置のこれから ………………………………………………………………… 6

第2章　心肺機能停止前の静脈路確保と輸液 ………………………………… 7

1　ショックとクラッシュ症候群の病態と治療 ……………………………………………… 9

　A　ショックの病態・鑑別 …………………………………（畑中　哲生，坂本　哲也，松本　尚）　9
　　1．ショックの原因別分類　9
　　　1）循環血液量減少性ショック　9
　　　2）心原性ショック　9
　　　3）血液分布異常性ショック　9
　　　4）心外閉塞・拘束性ショック　9
　　2．ショックに伴う生体の変化　10
　　　1）代謝変化　10
　　　2）代　償　10
　　　3）代償の破綻　11
　　3．ショックの鑑別　11
　　　1）発症状況に基づく鑑別　11
　　　2）体位・体位変換に基づく鑑別　12
　　　3）輸液の効果に基づく鑑別　13
　　4．ショックの治療　13
　　　1）原因治療　13
　　　2）循環補助　13
　B　ショックに対する輸液とその効果・合併症 ………（畑中　哲生，坂本　哲也，松本　尚）　14
　　1．輸液に関する基本的な知識　14
　　　1）輸液とその目的　14
　　　2）輸液の経路　14
　　　3）輸液製剤の種類　15

　　　　4）体液の組成と輸液の分布　　16
　　2．ショックに対する輸液　　18
　　　　1）循環血液量減少性ショック　　18
　　　　2）心原性ショック　　18
　　　　3）血液分布異常性ショック　　19
　　　　4）心外閉塞・拘束性ショック　　19
　　3．輸液の合併症　　19
　C　クラッシュ症候群の病態と治療 ………………………………………（山口　芳裕）19
　　1．受傷機転と病態　　19
　　2．観察と判断　　20
　　3．現場での対応　　21
　　4．医療機関での治療　　22

2　静脈路確保と輸液に関する基本的手技 ……………（札幌市消防局，広島市消防局）23

　A　心肺機能停止前の静脈路確保と輸液の実際 ……………………………………… 23
　　1．目　的　　23
　　2．必要な資器材と準備　　23
　　　　1）必要な資器材　　23
　　　　2）点検と準備　　23
　　3．手　順　　24
　B　静脈路確保・輸液のトラブルとその対応 ……………………………………… 27
　　1．神経・動脈損傷　　27
　　2．針刺し事故　　27
　　3．血管迷走神経反射　　28
　　4．留置できなかった場合　　28
　　5．輸液回路内に気泡が混入した場合　　28
　　6．滴下が不良な場合　　28
　　7．チャンバー内に輸液を入れすぎた場合　　29

3　「心肺機能停止前の重度傷病者に対する静脈路確保及び輸液」プロトコール
　　…………………………………………………………………………（中川　隆）30
　A　標準プロトコールの位置づけ ……………………………………………………… 30
　B　標準プロトコールの基本的な理解 ………………………………………………… 30
　C　対象者（適応） ……………………………………………………………………… 30
　D　プロトコールの流れ ………………………………………………………………… 32
　E　プロトコールの留意点 ……………………………………………………………… 32

第3章　血糖測定と低血糖発作へのブドウ糖投与 ……………………………… 37

1　糖尿病，低血糖の病態と治療 ……………………………………………………… 39
　A　生体におけるブドウ糖の役割と代謝 ……………………（山田　知輝，嶋津　岳士）39
　　1．生体のエネルギー　　39

2．ATPの産生と糖質の重要性　39
3．糖質の吸収と利用　39
4．ブドウ糖からのATP産生　40
  1）解　糖　40
  2）TCAサイクル・電子伝達系　40
5．血糖値の調節　40
  1）神経性調節　41
  2）体液性調節（ホルモン）　41

B　糖尿病の病態と治療 ……（綿田　裕孝，荻原　健）　43
1．糖尿病の病態　43
2．糖尿病の分類　43
  1）1型糖尿病　44
  2）2型糖尿病　44
  3）妊娠糖尿病　44
  4）その他の特定の機序，疾患によるもの　44
3．糖尿病の合併症　44
  1）糖尿病網膜症　44
  2）糖尿病腎症　44
  3）糖尿病神経障害　45
  4）糖尿病大血管症　45
  5）糖尿病足病変　45
4．糖尿病の治療　45
  1）食事療法と運動療法　45
  2）経口血糖降下薬による治療　45
  3）インスリン療法　46

C　低血糖・高血糖の病態と対応 ……（織田　順）　48
1．低血糖の病態と対応　48
  1）低血糖の病態　48
  2）低血糖の症状　48
  3）低血糖の原因　49
  4）低血糖への対応　50
2．高血糖の病態と対応　50
  1）糖尿病ケトアシドーシス　50
  2）高浸透圧高血糖症候群　51

D　意識障害をきたす疾患とその鑑別 ……（興水　健治）　51
1．意識とは　51
2．意識障害の原因　51
  1）一次性脳病変　51
  2）二次性脳病変　52
3．原因の検索　52
  1）忘れてはならない代表的疾患とその特徴　52
  2）意識障害の観察　55

3）病態・原因の判断　57

2　血糖測定とブドウ糖投与に関する基本的手技　59

A　血糖測定に用いる資器材とその取り扱い　（東京消防庁，神戸市消防局，藤沢市消防局）　59

1．血糖測定器　59
1）血糖測定器の原理　59
2）構造および特徴　59
3）測定値に影響を与える因子　60
4）日常点検　60
5）血糖測定器の選択　61

2．穿刺器具など　62
1）穿刺器具　62
2）酒精綿　62
3）廃棄用ボトル（廃棄ボックス）　62
4）感染防止のための消耗品など　62

B　血糖測定の実際　（南　和）　63

1．目　的　63
2．事前準備　63
3．血糖測定の手順　63
1）血糖測定器の準備　63
2）手指の穿刺　64
3）血糖値の測定　64
4）穿刺部位の止血　64
5）留意点　64

C　ブドウ糖投与の実際　（東京消防庁，神戸市消防局，藤沢市消防局）　66

1．ブドウ糖投与の手順　66
1）オンラインでの指示要請　66
2）静脈路確保の評価　66
3）50％ブドウ糖注射液の準備　66
4）50％ブドウ糖注射液投与の手順　67
5）投与後の意識レベル，バイタルサインの確認　68
6）使用した資器材の確認　68

2．ブドウ糖投与時の注意点　68
1）投与前　68
2）投与中　69
3）投与後　69

3．シリンジ封入（プレフィルドシリンジ）以外のブドウ糖注射液の取り扱い　70
1）アンプル製剤の使用　70

D　ブドウ糖投与の合併症と留意点　（金丸　勝弘）　70

1．ブドウ糖投与の合併症　70
2．ブドウ糖投与の留意点　70

③ 「心肺機能停止前の重度傷病者に対する血糖測定及び低血糖発作症例へのブドウ糖溶液の投与」プロトコール ………（田邉　晴山）73

- A　標準プロトコールの位置づけ ……………………………………………………… 73
- B　標準プロトコールの基本的な理解 ………………………………………………… 73
- C　対象者（適応） ………………………………………………………………………… 73
  - 1．血糖の測定　　73
  - 2．静脈路確保とブドウ糖の投与　　75
- D　プロトコールの流れ ………………………………………………………………… 75
- E　プロトコールの留意点 ……………………………………………………………… 76

第4章　安全管理とインシデント等への対応 …………………………………… 77

① 安全管理（リスクマネジメント） ……………………………………………（田邉　晴山）79

- A　医療の安全管理 ……………………………………………………………………… 79
- B　基本的な考え方 ……………………………………………………………………… 79
- C　安全管理のための体制 ……………………………………………………………… 79
  - 1．安全管理に携わる人員の配置　　80
  - 2．安全管理のための組織体制の整備　　80
  - 3．安全管理のための指針，マニュアルなどの整備　　80
  - 4．医療安全に関するインシデントなどの報告制度の整備　　81
    - 1）報告の目的　　81
    - 2）報告の推進　　81
    - 3）報告の集積　　81
    - 4）報告の評価と活用　　81
  - 5．職員に対する研修　　82

② インシデント等への対応 ……………………………………………………………… 83

- A　薬剤の誤投与と対策 ………………………………………………………（田邉　晴山）83
  - 1．医療機関での誤投与の発生状況　　83
    - 1）指示段階　　83
    - 2）指示受け・申し送り段階　　83
    - 3）準備段階　　84
    - 4）実施段階　　84
    - 5）実施後の観察および管理段階　　84
  - 2．救急救命処置における誤投与の発生状況　　84
    - 1）指示段階　　84
    - 2）指示受け・申し送り段階　　85
    - 3）準備段階　　85
    - 4）実施段階　　85
    - 5）実施後の観察および管理段階　　85
    - 6）その他　　85
  - 3．薬剤の誤投与をきたす背景　　85

4．薬剤の誤投与への対策　　86
　　　　1）医療機関での対策　　86
　　　　2）救急救命処置を実施するうえでの対策　　86
　　B　輸液回路の管理と対策 ……………………………………………（中川　隆）　87
　　　1．心肺機能停止前の静脈路確保および輸液に関する留意点　　87
　　　2．非心肺機能停止状態の傷病者に対する処置・手技の留意点　　88
　　　　1）輸液回路の固定不良　　88
　　　　2）輸液回路の偶発的抜去　　88
　　　　3）傷病者移動時の安全管理　　88

第5章　病院前医療に関する基礎知識　　91

1　病院前医療と医療倫理 ……………………………………………（堂囿　俊彦）　93
　A　救急救命士と医療倫理 …………………………………………………………　93
　B　「ヒポクラテスの誓い」とパターナリズム ……………………………………　93
　C　「患者の権利」の広まり …………………………………………………………　93
　D　タスキギーの梅毒事件と生命倫理の新たな原則 ……………………………　94
　E　生命倫理の4原則 ………………………………………………………………　94
　　　1．自律尊重原則（人格の尊重）　　94
　　　2．無危害原則　　94
　　　3．善行原則　　95
　　　4．正義原則　　95

2　救急救命士の法的責任 ……………………………………………（橋本雄太郎）　96
　A　救急救命士の法的責任 …………………………………………………………　96
　B　救急救命士の応急処置が正当化される理由 …………………………………　96
　C　インフォームドコンセント ……………………………………………………　96
　D　救急活動中の薬剤投与をめぐる法律問題 ……………………………………　97
　　　1．薬剤の補充・点検・管理の不備　　97
　　　2．誤投薬　　97
　　　3．針刺し事故　　97
　E　薬剤投与不成功事案 ……………………………………………………………　97
　F　救急救命士に求められる心構え ………………………………………………　98

3　傷病者への説明と同意の取得 ……………………………………（横田　裕行）　99
　A　医療倫理からみた説明と同意 …………………………………………………　99
　B　救急現場での"説明と同意" ……………………………………………………　99
　　　1．"説明と同意"の前提　　99
　　　2．救急現場での"説明と同意"にかかわる特殊性とその対応　　99
　　　　1）意識のない傷病者への対応　　100
　　　　2）法的に無能力な傷病者への対応　　100
　　　　3）傷病者の意思に反する対応　　100

C　傷病者への"説明と同意"の実際 ……………………………………………………… 100
　　　1．"説明と同意"の具体的手順　　101
　　　　1）傷病者本人への"説明と同意"の手順　　101
　　　　2）代諾者への"説明と同意"の手順　　101
　　　　3）傷病者本人や代諾者に"説明と同意"が行えない場合の手順　　101

4　メディカルコントロール体制 ……………………………………………（横田順一朗）102
　　A　処置拡大とメディカルコントロール ………………………………………………… 102
　　B　医療関連行為実施の原則 ……………………………………………………………… 102
　　C　メディカルコントロールのコア業務 ………………………………………………… 102
　　　1．プロトコールの策定　　102
　　　2．オンラインメディカルコントロール　　103
　　　3．事後検証　　103
　　　4．再教育　　103
　　D　病院前救護全体のメディカルコントロール ………………………………………… 104

5　オンラインでの状況伝達と指示要請 ……………………………………（郡山　一明）106
　　A　情報伝達の成立過程 …………………………………………………………………… 106
　　B　情報伝達における視覚情報の存在意義 ……………………………………………… 107
　　　1．視覚情報がある場合　　107
　　　2．視覚情報がない場合　　107
　　C　救急救命士と医師の情報伝達の質を上げる工夫 …………………………………… 107
　　D　「情報伝達」の種類と伝え方 …………………………………………………………… 107
　　　1．傷病者の収容依頼　　107
　　　2．特定行為の指示要請　　108
　　　3．病状変化の報告　　109
　　　4．対応の判断　　109
　　E　受信者である医師の心得 ……………………………………………………………… 110

付　録 ………………………………………………………………………………………………… 111

1　救急救命士のシミュレーション訓練—ショックへの輸液・ブドウ糖投与
　　………………………………………………………………………………（田中　秀治）113
　　A　新しい処置拡大に必要な教育要件 …………………………………………………… 113
　　B　シミュレーション訓練の到達目標 …………………………………………………… 113
　　C　新しい処置拡大のシミュレーション訓練のあり方 ………………………………… 113
　　　1．シミュレーション訓練担当者　　113
　　　2．シミュレーション訓練に必要な資器材　　113
　　D　効果的なシミュレーション訓練を実施するポイント ……………………………… 114
　　E　シミュレーション訓練の想定例 ……………………………………………………… 114

2　臨床研究の種類と特徴 ……（浦島　充佳）117

- A　曝露と結果 …… 117
- B　比較対照 …… 117
- C　臨床研究の定義と倫理的要件 …… 117
- D　研究デザイン概要 …… 117
  - 1．記述的研究　117
    - 1）症例（シリーズ）報告　117
    - 2）クロスセクショナル研究　118
    - 3）エコロジカル研究　118
  - 2．分析的研究　118
    - 1）観察研究　118
    - 2）介入研究　118

3　教育内容の習得状況の確認（チェックリスト） …… 120

資料 …… 125

索引 …… 133

本書における用語の使用について

・「ブドウ糖溶液投与」は原則として「ブドウ糖投与」としたが，必要に応じて「ブドウ糖溶液投与」「ブドウ糖注射液投与」も使用した。

第1章 救急救命処置の変遷

1 救急救命処置の変遷と新たな処置拡大

第1章 救急救命処置の変遷

1 救急救命処置の変遷と新たな処置拡大

A 救急救命処置の変遷

1. 救急救命処置の定義

「救急救命処置」は救急救命士法（平成3年4月23日公布）第2条第1項で「その症状が著しく悪化するおそれがあり，又はその生命が危険な状態にある傷病者（以下この項及び第44条第2項において「重度傷病者」という）が病院又は診療所に搬送されるまでの間に，当該重度傷病者に対して行われる気道の確保，心拍の回復その他の処置であって，当該重度傷病者の症状の著しい悪化を防止し，又はその生命の危険を回避するために緊急に必要なもの」と定義されている。同第2項では「救急救命士」について「医師の指示の下に救急救命処置を行うことを業とする者」と定義されている。

とくに高度な医学的判断を要する行為については「特定行為」として法第44条に「救急救命士は，医師の具体的な指示を受けなければ，厚生労働省令で定める救急救命処置を行ってはならない」と規定されている。特定行為の具体的な内容は厚生労働省令である救急救命士法施行規則の第21条「法第44条第1項の厚生労働省令で定める救急救命処置は，重度傷病者（その症状が著しく悪化するおそれがあり，又はその生命が危険な状態にある傷病者をいう。以下次条において同じ）のうち心肺機能停止状態の患者に対するものであって，次に掲げるものとする」で定められている。平成3年の段階では除細動，静脈路確保，気道確保の3項目であった。行為にかかわる具体的な器具や薬剤の指定は告示で示されている。なお，静脈路確保の例では，救急救命士法施行規則（平成3年厚生省令第44号）第21条第2号の規定に基づき，厚生大臣の指定する薬剤を「救急救命士法施行規則第21条第1号の規定に基づき厚生労働大臣の指定する薬剤　乳酸リンゲル液」と定めている。

特定行為以外の救急救命処置については「救急救命処置の範囲等について」（平成4年3月13日　指第17号，厚生省健康政策局指導課長通知）に示されている。救急救命処置の具体的な内容は，救急救命士法施行時にはまだ具体的な項目は定められておらず，日本救急医療研究・試験財団（現：日本救急医療財団）が実施した救急救命処置検討委員会によって，平成4年2月7日に報告がとりまとめられた。その報告では，救急救命処置の範囲は「救急隊員の行う応急処置等の基準」（昭和53年7月1日　消防庁告示第2号）を「一般国民の行う応急手当」と「救急隊員であれば行うことができる応急処置」に整理したうえで，①特定行為，②医師の包括的な指示のもとに行うことができる精神科，小児科，産婦人科の領域の処置及び前述の③救急隊員であれば行うことができる応急処置とすることが適切と報告された。この提言をもとに前述の通知を発出し，第1回目の救急救命士国家試験前に救急救命処置について具体的な内容を示した。

2. 救急救命処置の変遷

救急救命処置の範囲は時代の流れに応じて変遷を遂げてきている。救急救命士法制定以前から救急救命士には気管挿管，輸液，除細動などの高度な応急処置が必要と考えられていた（救急業務研究会小委員会中間報告）が，制定時には気管挿管は時期尚早とされた。平成12年5月にまとめられた病院前救護体制のあり方等に関する検討会報告書では救急救命士に求められる処置拡大として具体的に除細動・気管挿管・薬剤投与の3項目が課題としてあげられたが，「除細動は包括指示下で行えるように体制を整えること」「気管挿管は基盤整備の構築が必要であり時期尚早」「薬剤投与はメディカルコントロール体制が不十分であり時期尚早」と報告された。しかしその後，検討が繰り返され，平成15年には，除細動について迅速化が必要であることと安全に行える行為ということが示され，具体的な指示がなくても包括指示下でもよいとされ，特定行為を定めている厚生労働省令から除細動が削除された。その後，気管挿管，エピネフリン（アドレナリン）投与などの処置拡

大が行われてきたが，そのつど，特定行為にかかわる厚生労働省令の改正が行われた。このように救急救命処置の範囲が拡大していく過程では，当該行為の有効性と安全性が研究班によって確認され，有識者で行われた検討会で救急救命処置として加えることの妥当性が検討されるといった過程を経ている。

平成21年3月には傷病者があらかじめ自己注射が可能なアドレナリン製剤（「エピペン®」）の処方を受け，アナフィラキシーショックにより生命が危険な状態にあった場合については，救急救命士がエピペン®を使用することが可能となった。エピペン®の救急救命処置への追加は前述の拡大された気管挿管やエピネフリン投与と異なり，患者自身でもあるいは家族でも行える行為を救急救命処置として位置づけたものである。これは，「アレルギーを考える母の会」からの要望（患者・家族，関係者の不安を軽減し，かつ救命効果を高めるために救急救命士による「エピネフリン」投与可能な重症患者にアナフィラキシー患者を加え，救急救命士によるエピペン®使用が早急に実現するよう要望する）が国会で取り上げられ，実現化したものである。しかし，実際に救急救命処置の範囲として位置づけるには「救急救命士による救命救急処置に関する研究（アナフィラキシーショックの救命率向上に関わる早期処置の妥当性とその実施方法）」（平成19年度厚生労働科学研究費補助金厚生労働科学特別研究事業，主任研究者：野口宏 愛知医科大学教授）で「救急救命士によるエピペン®の使用は，アナフィラキシーショックの患者の救命率の改善をもたらす。また，医師からすでにエピペン®の処方を受けた患者に対してならば，安全に使用できる」と有効性と安全性が確認されてからとなっている。

B 新たな処置拡大

厚生労働省においては，平成26年1月31日に救急救命士法施行規則の一部を改正する省令（厚生労働省令第7号）を公布し，同時に「救急救命処置の範囲等について」も改正（平成26年1月31日 医政指発0131第1号）を行い，救急救命処置の内容を大きく改正した。

改正内容は，①特定行為に心肺機能停止状態でない重度傷病者に対する乳酸リンゲル液を用いた静脈路確保および輸液とブドウ糖溶液の投与を新たに加えた，②血糖測定を包括指示での救急救命処置に加えた，③一般国民が行うことができる応急手当として救急救命処置に位置づけられていなかった「胸骨圧迫」などを救急救命処置の範囲に位置づけた，などである。

これまでの特定行為の拡大と異なる点は，今回の特定行為の対象が<u>心肺機能停止状態ではない重度傷病者</u>であるということである。救急救命士は，その制度設立時から心肺機能停止状態の傷病者の救命率向上を目的としていたため，前述したような心肺機能停止状態の患者に対して搬送途上から除細動，気管挿管，静脈路確保などを行い，救命率の向上に資することを目的としていた。そのため特定行為の対象は心肺機能停止状態の患者に限られており，救急救命士法施行規則第21条の条文でも明確に「心肺機能停止状態の患者に対するもの」と記されてきた。今回の処置拡大は心肺機能停止前の患者を対象としたものであるが，そのうちの1つである「心肺機能停止前の静脈路確保及び輸液」は，搬送途上でショック状態の患者に処置を行うことで重篤化を防ぐ，つまり<u>心肺停止状態に陥らせないこと</u>を目的としており，救命率の向上という当初の目的と一致している行為といえる。

しかしながら，これまでの対象（心肺機能停止状態）と異なり，救急救命士が救急救命処置を行うことによって患者の病状をかえって悪化させる可能性もないとはいえない。さらに，心肺機能停止状態でない患者に対して静脈路確保，輸液，ブドウ糖溶液の投与を行うにはこれまで以上に慎重な適応の判断が必要と考えられる。そのような処置を医師が現場にいない状況下で行うためには，これまでの処置拡大と同様に，あるいはそれ以上に有効性と安全性を確認する必要があったため，平成24年度厚生労働科学研究費補助金地域医療基盤開発推進研究事業「救急救命士の処置範囲に係る研究」により同年7月から平成25年1月の期間に実証研究を行ったうえで，心肺機能停止前の重度傷病者に対する静脈路確保および輸液，血糖測定ならびに低血糖発作症例へのブドウ糖溶液の投与について，必要な講習・実習を修了する等の諸条件を満たした救急救命士に，限定的

表1-1-1 救急救命士による救急救命処置
(平成4年指第17号「救急救命処置の範囲等について」 改正：平成26年1月31日 医政指発0131第1号)

医師の具体的指示（特定行為）	・乳酸リンゲル液を用いた静脈路確保のための輸液（※） ・食道閉鎖式エアウエイ，ラリンゲアルマスクおよび気管内チューブによる気道確保（※） ・エピネフリンを用いた薬剤の投与（※） 　　　　　　　　　　※は心肺機能停止状態の患者に対してのみ行うもの ・乳酸リンゲル液を用いた静脈路確保および輸液 ・低血糖発作症例へのブドウ糖溶液の投与
医師の包括的な指示	・精神科領域の処置 ・小児科領域の処置 ・産婦人科領域の処置 ・自動体外式除細動器による除細動 ・自己注射が可能なエピネフリン製剤によるエピネフリン投与 ・血糖測定器を用いた血糖測定 ・聴診器の使用による心音・呼吸音の聴取 ・血圧計の使用による血圧の測定 ・心電計の使用による心拍動の観察および心電図伝送 ・鉗子・吸引器による咽頭・声門上部の異物の除去 ・経鼻エアウエイによる気道確保 ・パルスオキシメータによる血中酸素飽和度の測定 ・ショックパンツの使用による血圧の保持および下肢の固定 ・自動式心マッサージ器の使用による体外式胸骨圧迫心マッサージの施行 ・特定在宅療法継続中の傷病者の処置の維持 ・口腔内の吸引 ・経口エアウエイによる気道確保 ・バッグマスクによる人工呼吸 ・酸素吸入器による酸素投与 ・気管内チューブを通じた気管吸引 ・用手法による気道確保 ・胸骨圧迫 ・呼気吹き込み法による人工呼吸 ・圧迫止血 ・骨折の固定 ・ハイムリック法および背部叩打法による異物の除去 ・体温・脈拍・呼吸数・意識状態・顔色の観察 ・必要な体位の維持，安静の維持，保温

に認めるべきである」という内容で「救急救命士の業務のあり方等に関する検討会」報告書（平成25年8月）がとりまとめられた。

平成26年の「救急救命処置の範囲等について」の改正で処置範囲拡大のほかに，「胸骨圧迫」等を「救急救命処置」に位置づけたことは重要なポイントといえる。消防職員（救急隊員）であれば，受講した教育訓練の内容に応じて「救急隊員の応急処置等の基準」（昭和53年7月1日 消防庁告示第2号）の内容を行うことができるとされている（「救急救命士法の施行に伴う救急業務実施上の留意事項について」平成3年8月28日消防救第83号）ため，「救急救命処置の範囲等について」（平成4年3月13日指第17号，厚生省健康政策局指導課長通知）で救急救命処置に位置づけられていない「胸骨圧迫」も行うことができるが，救急隊員でない救急救命士は「救急救命処置の範囲等について」に示されていない「胸骨圧迫」等については「業」として行うことはできなかった。消防機関に属していない救急救命士が増加するなか，救急救命士が行う「胸骨圧迫」は「反復継続性」がある「業」と

してとらえるべきとの声があったためである(表1-1-1)。なお，救急救命士法第46条で「救急救命士は，救急救命処置を行ったときは，遅滞なく厚生労働省令で定める事項を救急救命処置録に記載しなければならない」と定められているため，胸骨圧迫を「業」として行った場合には救急救命処置録への記載，記録が必要となることを認識しなければならない。

C 救急救命処置のこれから

平成26年の処置範囲拡大では，厚生労働省令(救急救命士法施行規則第21条)を改正して，特定行為の対象を心肺機能停止状態の傷病者だけでなく，心肺機能停止状態でない傷病者まで拡大した。今後も救急救命処置として何らかの処置を位置づけるには安全性と有効性の確認が必要であると考えられるが，その評価のあり方にはさまざまな意見がある。「実証研究の効果をもって処置の拡大範囲を決定された処置もあれば，エピペン®など市民サイドからあがってきて認可された処置があることから，一貫性のある評価方法を検討する必要があるのではないか」という内容で「救急救命士の業務のあり方等に関する検討会」の報告書に結論づけられている。

第2章

心肺機能停止前の静脈路確保と輸液

1　ショックとクラッシュ症候群の病態と治療

2　静脈路確保と輸液に関する基本的手技

3　「心肺機能停止前の重度傷病者に対する静脈路確保及び輸液」プロトコール

第2章　心肺機能停止前の静脈路確保と輸液

1　ショックとクラッシュ症候群の病態と治療

A　ショックの病態・鑑別

1. ショックの原因別分類

ショックとは循環不全のために組織への酸素や栄養基質の供給が不十分になった病態の総称である。ショックはその病態に応じて以下のように分類される(『救急救命士標準テキスト』参照)(図2-1-1)。

1) 循環血液量減少性ショック

体内を循環すべき血液量が減少して起こるショックのことで、血液量が減少する原因としては外傷や消化管出血に伴う血液の喪失が典型的である。著しい脱水も血液量が減少する原因となる。例えば熱中症では大量の発汗により脱水をきたす。また、偶発性低体温症や著しい高血糖状態では尿細管からの水分の再吸収が障害されて脱水をきたす。

2) 心原性ショック

心臓の器質的障害によって起こるショックのことで、急性心筋梗塞や心筋症などでは心筋(固有心筋)の収縮力低下がショックの主因となることが多いが、刺激伝導系(特殊心筋)の障害によって発生する不整脈(極端な頻脈や徐脈など)も原因となる。慢性の弁膜症あるいは急性心筋梗塞や急性大動脈解離に続発する弁不全では、血液の逆流が起こったり、流出が障害されることが心原性ショックの原因となる。

3) 血液分布異常性ショック

血管は血液の流路として機能するだけでなく、その径を変化させることによって体内の血液分布を調整する機能をも担っている。この機能が障害されると、例えば静脈系の過剰な拡張によって静脈内の血液貯留が起こったり(それによって血管容量に対する相対的な血液量、すなわち心臓の前負荷が低下する)、安静時にはそれほど血流を必要としない筋肉などに過剰な血流が供給される(それによって重要臓器への血流量が低下する)ことによってショックが発生する。敗血症性ショックやアナフィラキシーショックでは、種々のケミカルメディエータのために血管壁の収縮力が失われて血液分布に異常をきたすことがショックの主因となる。神経原性ショックでは脊髄損傷に伴う交感神経障害によって血管径の調節が障害されるために血液分布に異常をきたす。なお、アナフィラキシーショックや敗血症性ショックでは血液分布の異常に加え、毛細血管の透過性亢進による循環血液量の減少が、また、神経原性ショックでは、交感神経機能の障害による心機能の低下が、それぞれのショックの状態をさらに悪化させる。

4) 心外閉塞・拘束性ショック

特殊な原因によるショックの総称で、心タンポナーデでは心臓の周囲(心嚢)に貯留した病的な体液によって心臓の拡張が制限(拘束)されることが、また、肺血栓塞栓症では下肢などに発生した血栓が肺動脈を閉塞(心外閉塞)して右室の後負荷が高まることが原因となる。緊張性気胸では縦隔の偏位によって大静脈が過度に伸展される、あるいは胸腔内の陽

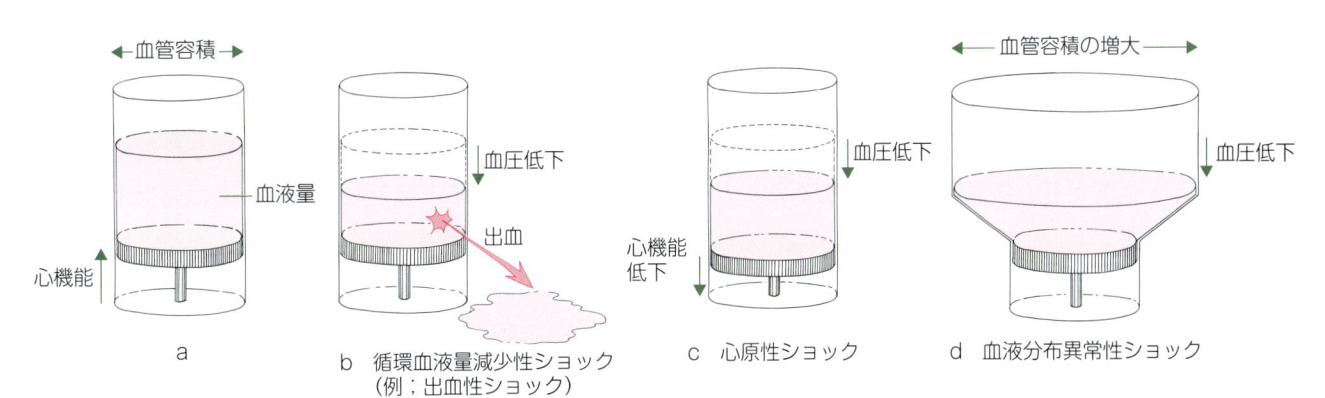

図2-1-1　心臓、血液、血管からみたショックのメカニズム
a
b　循環血液量減少性ショック(例：出血性ショック)
c　心原性ショック
d　血液分布異常性ショック

圧によって大静脈が圧迫されて右心への血液還流が障害される心外閉塞性の機序と，過大な胸腔内圧によって心臓の拡張が制限される拘束性の機序とが相まってショックをきたす。

2. ショックに伴う生体の変化

ショックでは，酸素供給能の低下によって発生する代謝の変化だけでなく，ショックの状態を改善しようとする生体の反応（これを代償という）が起こる。生体内に生じる代謝の変化を身体所見などから推測することは困難なため，ショックの傷病者を評価する場合，代謝の変化よりも，むしろ代償に伴う変化を参考にすることが多い。

1）代謝変化

ショックによって全身の組織への酸素供給が需要を下回ると，好気的代謝のみでは十分なエネルギー（ATP）を産生することができなくなる。エネルギーの不足分を補うために嫌気的代謝（解糖）が亢進し，これに伴って大量の乳酸が産生されて代謝性アシドーシスをきたす。このような代謝性アシドーシスと酸素供給の低下が相まって，とくに重要臓器の機能障害が進行する。脳では初期に興奮，攻撃的な態度，意欲低下などがみられ，しだいに意識障害へと進行する。心臓では心筋収縮力の低下や不整脈の発生によって心機能が低下する。これはショックの病態をさらに悪化させるという悪循環を形成する。ショックが長期化した場合には，血管内皮細胞の障害が進行して播種性血管内凝固症候群（DIC）などの凝固異常をきたすこともある。

2）代償

全身的な酸素供給能力の低下に対して，生体は主に交感神経系と内分泌系を介して循環機能の維持を図る。これらの代償反応は本来，合目的的な生体反応であり，ショックによる弊害を最小限にとどめる働きがある。その一方で，ショックの際に生体に起こるはずの変化が代償反応によって隠されることもあり，ショック傷病者の病態評価の妨げとなることにも注意が必要である。例えば軽症のショックでは代償反応によって血圧は不変ないし軽度の低下にとどまることが多く，血圧だけを指標として循環動態を評価するとショックの発見が遅れる。

ショックに対する代償反応は，①心機能の向上，②心臓の前負荷増加，③血流分配の変更に大きく分けられる。交感神経系は心臓や血管に対して直接作用するだけでなく，副腎髄質を介したカテコラミンの分泌促進を通じて，①～③のすべてに関与する。内分泌系は主に②に関与する。いずれの系の反応もショックの発生とともに速やかに惹起されるが，その効果や，それに伴って生じる循環動態の変化は交感神経系によるものが速やかでみかけ上も明らかであるのに対し，内分泌系によるものは緩徐で目立たないことが多い。

(1) 心機能の向上

ショックでは，心拍数の増加（陽性変時作用）や心筋収縮力の増加（陽性変力作用）によって心臓のポンプ機能を高めようとする変化が起こる。これは交感神経による心臓への直接作用のほかに，副腎髄質からのカテコラミン分泌を促進させるという交感神経の間接的作用による。ショック傷病者に認められる頻脈は，代償のこのような一面の現れである。

(2) 心臓の前負荷増加

心臓の前負荷は，1回拍出量を規定するもっとも重要な要素である。ショックでは交感神経系および内分泌系のメカニズムを通じて前負荷を高めようとする反応が起こる。交感神経による体静脈（容量血管）の収縮は，静脈に貯留した血液を中心循環（心臓の近く）に移動させることによって心臓の前負荷を増加させる。このような反応はショックに続いて速やかに起こる重要な代償反応である。一方，抗利尿ホルモン（バソプレシン），およびレニン-アンギオテンシン-アルドステロン系の最終ホルモンであるアルドステロンはそれぞれ尿細管における水分およびナトリウムの再吸収を促進して，尿中への体液の喪失を最小限に抑える。水分再吸収の促進による前負荷の増加は短期的にはほとんど期待できないが，長期的には循環血液量，ひいては前負荷を増加させることにつながる。

前負荷を増加させようとする特殊な代償反応として頻呼吸がある。強い吸気努力の際に発生する胸腔内の陰圧は末梢の血液を中心循環に移動させて前負荷を増加させる。突然の心停止直後に起こる死戦期呼吸が，ある程度の循環を維持する効果を発揮するのと同様の機序であり，不用意な陽圧呼吸が前負荷や心拍出量を減少させることの裏返しの現象でもあ

る。

(3) 血流分配の変更

交感神経の緊張によってもたらされる細動脈（抵抗血管）の収縮は短期的な生命維持に必須ではない臓器，すなわち皮膚，脂肪組織，筋肉，腹部臓器などにおいて強く起こる一方，冠動脈や脳動脈での反応は鈍いため，ショックによって減少した心拍出量（酸素供給）が心臓や脳に重点的に分配されることになる。ショックの際にみられる皮膚の蒼白・冷感はこのような代償に伴って皮膚血流が著しく減少していることの現れである。

3) 代償の破綻

重症のショックでは，上記のような代償反応によっても心拍出量および酸素供給量の低下を食い止めることは困難となる。ショックの進行とともに血圧維持が困難となり，脳血流や冠血流の自動調節能の限界を下回ると，脳や心筋においてさえも必要な血流量を維持することができなくなるため，生体はきわめて危険な状態に陥る。

ショックに対する生体の代償反応は生命の維持に有利に働くことが多いが，ショックの病態によってはこのような代償反応が生体にとってむしろ不利に働くこともある。その典型例が心不全である。機能不全の状態にある心臓においては，心機能曲線（スターリング曲線）の平坦化で表現されるように，前負荷の増加によっても心拍出量の増加がほとんど期待できない状態となっている。このような状況で前負荷の増加——交感神経の緊張に伴う静脈収縮や，抗利尿ホルモン・アルドステロンの効果によってもたらされる——が起こっても，心拍出量の増加という本来の効果はほとんど得られない一方で，肺うっ血の悪化や心臓の仕事量（酸素需要）の増加，場合によっては心拍出量のさらなる低下など，生体にとって不利な状況を招く。また，交感神経の緊張による動脈の収縮は血管抵抗，すなわち心臓の後負荷を増加させるため，心臓の負担はますます大きくなる。発作性夜間呼吸困難と呼ばれる症状は基礎に心機能低下をもつ傷病者が就眠中に心不全状態となり，咳嗽や呼吸困難のために覚醒する病態であるが，その発生には就眠中に抗利尿ホルモンの分泌が生理的に亢進して，体内の水分量（および前負荷）が増加することが関与している。なお，右心系においては前負荷が増加すればするほど拍出量が増加するという単純な関係が成り立つことが多いため（平均肺動脈圧の正常値は9～18mmHgである。前負荷の増加により中心静脈圧をこの程度に増加させれば，右心室の収縮がほとんどない場合でも，ほぼ正常な拍出量を維持することができる），純粋な右心不全では体液量の増加はほとんどの場合において心機能を改善させる作用を発揮する。右室梗塞に伴って右心不全をきたした傷病者が起坐位よりもむしろ仰臥位を好むのはこのためである。

ショックに対する代償反応が有効に機能しないこともある。例えば，敗血症性ショックやアナフィラキシーショックでは交感神経やカテコラミンに対する血管の反応性が減弱しているため，交感神経の緊張に伴って頻脈となることはあっても末梢の血管収縮はほとんど起こらない。また，神経原性ショックでは交感神経の緊張やカテコラミン分泌の亢進が起こらないことがショックのそもそもの原因であり，ショックに対する主要な代償反応を期待できない。高齢者では神経系・内分泌系の生理学的機能低下に伴って，また降圧薬服用中の傷病者では交感神経系の活動や血管平滑筋の収縮を妨げるような薬剤の効果によって，いずれもショックに対する代償反応が抑制されるため頻脈などの初期症状が出にくい。

3. ショックの鑑別

ショックの傷病者に対する救急隊の対応方針を決定する際には，ショックの種類を鑑別することが重要である。各種ショックにおけるバイタルサインなどの特徴的な変化（『救急救命士標準テキスト』参照）はその参考となるが，その症状や徴候は多くの種類のショックに共通するものが多い。そのため検査機器の少ない病院前の段階で得られる症候のみに基づいてショックの種類を鑑別するのは非常に困難であり，むしろ傷病者がショックを呈するに至った状況や体位，輸液の効果などに基づいて鑑別するのが現実的である。

1) 発症状況に基づく鑑別

数分～2,3時間以内の経過で急性に発症したショックの場合には，ショックに先だつ何らかの誘因（イベント）を認めることが多い。推定誘因から想定されるショックの症状と実際の症状に矛盾がない

表2-1-1 胸痛の鑑別

	胸痛の性状	リスク因子	発症の時間帯
急性心筋梗塞	絞扼感，増悪傾向	高血圧，高脂血症	午前中に多い
肺血栓塞栓症	顕著でなく，呼吸困難が目立つ	女性，長期臥床	起立・歩行・排便に伴うことが多い
急性大動脈解離	激烈，移動あり，軽快傾向	高血圧，高脂血症	午前中に多い

場合には，その誘因によって発生したショックとみなすことができよう。一方，数日前あるいはそれ以前から愁訴を訴えていたような傷病者の場合には，慢性心不全の増悪による心原性ショック，感染症に続発した敗血症性ショック，持続的な消化管出血による循環血液量減少性ショックなどが考えられる。以下，急性に発症した場合の誘因に基づく鑑別の例をあげる。

(1) 外 傷

穿通性外傷などに伴って外出血が認められる場合に循環血液量減少性ショックを疑うことは困難ではない。また，交通事故や墜落などの鈍的外傷によってショックをきたしている場合，過去の統計から，その多くが体腔への出血に伴う循環血液量減少性ショックであるとされている。したがって，その他のショックをきたしているという明らかな症候が認められない場合には，循環血液量減少性ショックがあるものとみなして対応するのが合理的である。受傷部位によっては心タンポナーデ（拘束性ショック）や緊張性気胸（閉塞性ショック），頸髄損傷（神経原性ショック）などが単独で，あるいは循環血液量減少性ショックと同時に発生している可能性も否定できない。受傷部位および外頸静脈の緊張状態や呼吸音の異常などから，心タンポナーデや緊張性気胸に起因するショックの存在を疑う場合でも，同時に循環血液量減少性ショックをきたしている可能性を想定して輸液の適応を検討する価値がある。

外傷と関連してショックを発生する特殊な状態として，自動車運転中や作業中に心筋梗塞やアナフィラキシー反応をきたしたことが原因で外傷をきたすという事例がある。ショックに至るほどの外力が働いたとは考えにくい場合には，受傷直前の状況を参考にして循環血液量減少性ショック以外のショックの可能性を考慮するほうがよい。この場合の受傷直前の状況としては「意識を失った」，「気分不良を訴えていた」，「薬剤を服用した」などがあろう。

(2) 心・大血管イベント

それまで無症状であった傷病者が突然の胸痛を訴え，その後にショックに至った場合には，心筋梗塞（心原性ショック）のほかに，肺血栓塞栓症（閉塞性ショック）や急性大動脈解離（循環血液量減少性ショック）の可能性を考慮する。これらの鑑別には胸痛の性状や各病態の発症にかかわるリスク因子，発症の時間帯などが有用である（表2-1-1）。

(3) 吐血・下血

突然・大量の吐血や下血というイベントが認められた場合には，食道静脈瘤の破裂や大腸憩室からの出血などによる循環血液量減少性ショックが強く疑われる。ショックをきたすほどの消化管出血があっても，必ずしも傷病者が自覚できるような吐下血が認められるとは限らないが，腹痛や便の性状のほか，眼瞼結膜などの状況からある程度の推定を行うことが可能である。

(4) アナフィラキシー

ショックの一般的な症候のほかに，アナフィラキシーを疑わせるような皮膚・粘膜所見がある場合には，ハチに刺された，薬剤を服用した，普段は食べないような物を食べたなど，誘因となり得るような物質への曝露の有無や，その時点から現症に至るまでの経過に関する情報が有用である。通常，誘因物質への曝露から症候が出現するまでの時間は数分～30分程度であるが，とくに誘因物質を経口摂取した場合には，曝露から発症まで2時間以上かかることもあるので注意が必要である。

2）体位・体位変換に基づく鑑別

傷病者の多くは本能的にショックの病態を和らげるような体位を好む。その典型が発作性夜間呼吸困難を伴うような左心不全であり，傷病者は心臓の前負荷を軽減させる効果のある起坐位を好む。一方，右室梗塞による右心不全のほか，アナフィラキシーショックや循環血液量減少性ショックなどでは，前負荷を増加させる効果のある仰臥位を好むことが多

い。このように傷病者に接触したときの体位はショック鑑別の一助となる。

傷病者の体位はとくに理由がない限り，接触時の状態を維持するのが安全である。実際，左心不全で起坐位をとっている傷病者を安易に仰臥位にするとショックが急速に増悪することがある。また，アナフィラキシーショックに起因する心停止の多くは仰臥位や坐位の傷病者を立位にさせたり，自立歩行させた直後に発生している。

傷病者の病態を考慮した結果，あえて接触時とは異なる体位を選択する場合や，搬送あるいは補助呼吸などの処置を行ううえで他の体位を選択する場合には，体位変換に伴う傷病者の変化に注意し，体位変換によって病態が悪化したと判断した場合には速やかに元の体位に戻すことを考慮する必要がある。

3）輸液の効果に基づく鑑別

心臓の前負荷の低下は循環血液量減少性ショックの根本的な原因であるだけでなく，血液分布異常性ショックの補助的な原因となっている。また，心原性ショックのうち右心不全においても前負荷の低下はショックを増悪させる要因である。このように前負荷の低下は多くのショックを増悪させる因子であること，およびショックの原因の鑑別は必ずしも容易ではないとの理由により，診断的治療の一環として容量負荷テストが行われることがある。一時的かつ急速に250〜500 mLの輸液を行い，それに対するバイタルサインの反応から前負荷の状態を推し量ろうとするものである。その診断的能力についてはいまださまざまな意見があり，病院前における容量負荷テストの有用性は明確でない。しかし医師の指示に基づいて輸液を行った際には，それに対する傷病者の反応を慎重に見極め，輸液の是非を検討したり，ショックの原因について再検討する際の材料になるものと思われる。

4．ショックの治療

医師によって主に病院内で行われるショックの治療は，薬剤などを用いて循環を補助しながら，ショックの根本的原因となった病態を解除することである。救急救命士による病院前での輸液は，その一環として医療機関到着までの間の循環を補助し，ショックの傷病者の救命率を向上させることを目的とする。

1）原因治療

ショックの治療のうち最重要かつ最終的な目標は，その原因となった要素を排除することである。循環血液量減少性ショックのうち，出血性ショックでは多くは血管修復（永久止血）によりさらなる出血を止めることが原因治療となるが，破損した臓器の摘出が必要となることもある。心原性ショックでは心機能低下の原因となっている心筋梗塞や弁不全などに対する治療を行うが，根本的な治療が困難または不可能な場合には，心臓の前負荷や後負荷を調節するなどの補助治療が中心となる。心外閉塞・拘束性ショックのうち，肺血栓塞栓症では肺動脈内の血栓をt-PAなどで溶解する，または肺動脈内に進めたカテーテルを用いて除去する。心タンポナーデでは心嚢内の血液や貯留液を排泄（ドレナージ）することによってショックは劇的に改善するが，外傷性の心タンポナーデでは心臓の破損部位の外科的修復（縫合）を要することが多い。緊張性気胸による拘束性ショックでは胸腔ドレナージによりショックは速やかに改善する。

アナフィラキシーショックでは，アレルギー反応の誘因物質から隔離した後，補助的な治療を行いつつ体内に吸収された原因物質が自然に排泄されるのを待つ。敗血症性ショックでは抗菌薬の使用や，必要に応じて感染源を外科的に除去することなどにより感染を終息させることが原因治療となる。なお，敗血症性ショックやアナフィラキシーショックではアレルギー反応の直接の原因となっているサイトカインを血液中から取り除く目的で血液浄化が行われることもある。

2）循環補助

ショックの原因を突き止め，さらに原因治療を行うまでには時間を要することが多い。そのため，原因治療が完結するまでの間，傷病者の循環動態を維持するために一時的な循環補助が必要となる。

（1）輸　液

輸液によって前負荷を増加させ，低下した心拍出量を増加させる，あるいは維持するのはほとんどのショックに対する治療において循環補助の基本的要素であり，循環血液量減少性ショックや血液分布異常性ショック（循環血液量の相対的な減少を伴うことが多い）ではとくに重要な治療となる。一方，心

外閉塞・拘束性ショックでは輸液の効果はほとんど期待できない。

さらに心原性ショック，とくにうっ血性心不全によるショックでは輸液により循環動態がさらに悪化するため，前負荷の過剰な増加がショックの原因となっている場合には輸液量を最小限にとどめる必要がある。ただし，ショックの原因となっている病態が直ちに明らかではないことも多く，原因を診断するための一助として輸液を行い（診断的治療），それに対する循環動態の反応をみて治療方針を決めることもある（「輸液の効果に基づく鑑別」p.13参照）。

(2) カテコラミン

カテコラミンは血液分布異常性ショックに対するよい適応である。血管収縮力が低下した敗血症性ショックでは α 作用（血管収縮作用）の強いノルアドレナリンなどが好んで使用される。また，血管を収縮させる α 作用と肥満細胞からのヒスタミン分泌を抑制する $β_2$ 作用を併せもつアドレナリンはアナフィラキシーショックに対する第一選択薬である。

一方，ショックに対する生体の代償反応として，すでに交感神経系が強く緊張した状態となっている循環血液量減少性ショックや心外閉塞・拘束性ショックでは，それぞれ輸液や心外閉塞・拘束の解除が優先される治療であり，カテコラミンは血圧が著しく低下した場合や，心停止が差し迫っていると考えられる場合以外には必ずしもよい適応ではない。

心原性ショックでは，カテコラミンの $β_1$ 作用により心筋の酸素消費量が増加して心筋障害を強めることもあるため，ほかの血管収縮薬または血管拡張薬と組み合わせて慎重に使用する必要がある。

B ショックに対する輸液とその効果・合併症

1. 輸液に関する基本的な知識

1) 輸液とその目的

輸液とは，静脈内に留置した注射針などを通じて，液体を体内に投与することをいう。輸液は，体内への水分，電解質，糖質，蛋白質，脂質などを投与することで水分の量や電解質のバランスを維持したり，栄養を補給したりすることを目的として行われる。また，静脈注射などを円滑に行うためのルート

表2-1-2　輸液の主な目的

体液の恒常状態の維持	水分の補給
	電解質の補給・補正
	酸塩基平衡の回復・維持
	循環血液量の回復・維持
栄養の補給	糖質，蛋白質，脂質などの補給
その他	薬液の投与経路の確保
	体内からの加温・冷却　など

（静脈路，骨髄路など）を確保することを目的とする場合もある（表2-1-2）。救急救命士によって従来から行われてきた心肺機能停止状態に対する静脈路確保のための輸液は，アドレナリンを投与するための静脈路を確保するのが主な目的であった。

2) 輸液の経路

輸液は，末梢静脈に留置した注射針を経由（末梢静脈路）して行われることが多い。そのほかにも，医療機関などにおいては中心静脈路，骨髄路，皮下輸液法などが用いられる。

なお，救急救命士による輸液路の確保は，現在のところ末梢静脈路に限定される。

(1) 末梢静脈路

救急医療においては，上肢の太い末梢静脈を輸液路の第一選択とするのが一般的である。末梢静脈路の確保は，技術的に容易であり，重篤な合併症が少なく，固定性がよいなどの利点をもつ。一方で，関節の屈曲などにより滴下速度が変化し，また，静脈炎や輸液の血管外漏出を起こしやすいなどの欠点がある。さらには，ショックや心肺機能停止では，末梢静脈が虚脱し静脈路の確保が困難となることや，薬剤を投与してもそれが心臓を経て体循環に到着するまでに時間を要することなどを考慮する必要がある。

(2) 中心静脈路

中心静脈とは，解剖学的に上大静脈と下大静脈を指す。鎖骨下静脈，内頸静脈，大腿静脈などを穿刺し，カテーテルの先を中心静脈に留置して確保した経路が中心静脈路である。中心静脈は，末梢静脈に比べ血流が豊富であり，高浸透圧の輸液を投与しても直ちに希釈されるため血管壁に静脈炎などを起こしにくい。そのため，高カロリー輸液製剤の投与が可能となる。また，心臓に近い場所に心血管作動薬

表2-1-3 主な輸液製剤と体液の比較

輸液製剤		Na⁺	K⁺	Ca⁺⁺	Cl⁻	他	
水分補給輸液製剤	5％ブドウ糖液	—	—	—	—	ブドウ糖：5％	
低張電解質輸液製剤	開始液（1号液）	90	—	—	70	乳酸イオン：20	ブドウ糖：2.6％
	維持液（3号液）	35	20	—	35	乳酸イオン：20	ブドウ糖：4.3％
等張電解質輸液製剤（細胞外液補充液）	生理食塩液	154	—	—	154	—	—
	乳酸リンゲル液	130	4	3	109	乳酸イオン：28	—
	酢酸リンゲル液	130	4	3	109	酢酸イオン：28	—
代用血漿剤	サリンヘス®	154	—	—	154	—	HES：6.0％
	ヘスパンダー®	106	4	2.7	93	乳酸イオン：20	ブドウ糖：1.0％ HES：6.0％
体液		Na⁺	K⁺	Ca⁺⁺	Cl⁻		
細胞外液	血漿	142	4	5	103		
	間質液	144	4	2.5	114		
細胞内液		15	150	2	1		

単位は mEq/L

（田中沙織，他：危機的出血への対応ガイドラインと看護．BIRTH，第1巻，第6号，p.25．より引用・改変）

を直接投与できることや，中心静脈圧の測定が可能になるなどの利点をもつ。末梢静脈路が確保できない場合にも使用される。一方で，穿刺などに時間や技術を要するとともに，時に重篤な合併症が発生し得るなどの欠点がある。

（3）骨髄路

専用の穿刺針（骨髄針）などを用い，脛骨近位部前面などの皮膚から，骨を貫き，骨髄内に留置して確保した経路が骨髄路である。骨髄路は，緊急時に，末梢静脈路が確保できない場合などに，とくに乳幼児に対して用いられる。骨髄経路でも，薬剤を投与すると末梢静脈路と同様に心臓を経由して体循環に流れる。急速輸液も可能である。ドクターカーやドクターヘリなどでの活動において，迅速で確実な輸液路確保のための手段として成人に対しても使用される機会が増えている。

（4）皮下輸液法

在宅医療や終末期医療などにおいて，末梢静脈路や中心静脈路の確保が傷病者やその周囲を取り巻く状況から好ましくない場合などに，輸液製剤を皮下に投与する方法である。高齢者の脱水治療や終末期の補液を目的として実施されることがある。

3）輸液製剤の種類

輸液製剤には，主に，体液の恒常状態の維持を目的とする水分補給輸液製剤，電解質輸液製剤，および血漿増量剤と，栄養の補給を目的とする栄養輸液製剤などがある。主な輸液製剤と体液との比較を表2-1-3に示す。

（1）水分補給輸液製剤

5％ブドウ糖液が中心となる。水分補給と少量のエネルギー源（糖質）の補給を目的に使用される。5％ブドウ糖液に含まれるブドウ糖は体内で速やかに水と二酸化炭素に代謝され，結果として水のみが残る。残った水は細胞外から細胞内にかけて均等に分布する。つまり，この製剤の投与により細胞外だけでなく細胞内へも水分を浸透させることができる。単に水の補給だけを細胞内外に行う場合に適している。

（2）電解質輸液製剤

電解質輸液製剤は，細胞外液と比べた浸透圧の違いにより，主に，等張電解質輸液製剤と低張電解質輸液製剤とに分けられる。

①等張電解質輸液製剤（等張液）

電解質の浸透圧が細胞外液とほぼ等しく，投与した輸液は細胞内へは移動せずに細胞外に分布するため細胞外液量を増やす。血管内や間質間に水分・電解質を補給することができる。細胞外液補充液とも呼ばれる。出血性ショック，脱水などで細胞外液の減少した状態に対して用いられ，主として次のものがある。

a. 生理食塩液

ナトリウム（Na$^+$）と塩素（Cl$^-$）と水のみで構成され，他の電解質や糖質を含まないもっとも基本的な輸液製剤である。他の等張電解質輸液製剤と比較すると，Na$^+$とCl$^-$の濃度が高く，カリウム（K$^+$）は含まない。生理食塩液は，電解質組成が細胞外液と若干異なるため，高クロール血症や希釈性のアシドーシスを引き起こす原因となることがある。

b. リンゲル液，乳酸リンゲル液など

リンゲル液は，Na$^+$，K$^+$，Cl$^-$，カルシウム（Ca^{++}）などの電解質を含み，細胞外液に近似した組成をもつ。リンゲル液にpHの補正などのために乳酸ナトリウムを添加したものが乳酸リンゲル液，酢酸ナトリウムを添加したものが酢酸リンゲル液，炭酸水素（重炭酸）ナトリウムを添加したものが重炭酸リンゲル液である。酢酸リンゲル液，重炭酸リンゲル液は，乳酸リンゲル液とならんで医療機関において多用されているが，救急救命士が輸液製剤として使用できるものは，法的に乳酸リンゲル液に限られている。

乳酸リンゲル液の中に含まれる乳酸イオンは，下記の化学反応式により代謝を受けHCO$_3^-$（炭酸水素イオン）になる過程で，血漿をアルカリ性に傾ける。1モルの乳酸イオンは代謝されて1モルの炭酸水素イオンになる。乳酸リンゲル液に糖は配合されていない。乳酸イオンは肝臓で代謝されるが，肝血流の低下や肝機能の障害がある場合にはこの代謝が進まないことがある。一方，酢酸リンゲル液の酢酸イオンは，肝臓に加えて全身の筋肉でも代謝することが可能である。

$$Na^+ + CH_3CH(OH)COO^-（乳酸イオン）+ H_2O + 3O_2 \rightarrow Na^+ + OH^- + 3CO_2 + 3H_2O$$
$$Na^+ + OH^- + 3CO_2 \rightarrow NaHCO_3 + 2CO_2$$
$$NaHCO_3 \rightleftarrows Na^+ + HCO_3^-（炭酸水素イオン）$$

②低張電解質輸液製剤（低張液）

細胞外液より電解質濃度が低い。実際には糖類（主にブドウ糖）を配合することで浸透圧を血漿と等しくしているが，糖は体内で代謝されるため，結果的に細胞外液より浸透圧が低くなる。この製剤は，細胞内液を含む体全体に水分を補給することができ，高張性脱水などに対して用いられる。

(3) 代用血漿剤

文字どおり，血漿の代わりとして循環血液量を増加させる目的で使用される。コロイド分子やアルブミンを含む。外傷や吐下血などにより大量に出血した際に，輸血へのつなぎや輸血の代用として使用されることが多い。具体的な製剤として，低分子デキストラン製剤，ヒドロキシエチルスターチ（HES），アルブミン製剤などがある。

(4) 栄養輸液製剤

経口摂取ができないか不十分な場合に，栄養の補給を目的に使用される。糖質液，アミノ酸液，脂肪乳剤などがある。また，糖，アミノ酸，ビタミン剤などを混合した高張液の高カロリー輸液などもある。

4）体液の組成と輸液の分布

(1) 体液の組成と浸透圧

標準的な成人では体重の約60％が水分である。そのうち細胞内液は40％，細胞外液は20％である。細胞外液のうち5％は血管内に血漿成分として，15％は細胞と細胞の間の間質液として存在する。血漿と間質液は血管壁によって隔てられ，間質液と細胞内液は細胞膜によって隔てられている（図2-1-2）。

通常，血管壁は水分子と電解質を透過させるが，蛋白質を透過させることはできない。そのため血漿と間質液とでは，蛋白質の濃度に違いがあり，これにより膠質浸透圧が生じる。電解質の組成にはほとんど違いがない。他方，細胞膜は電解質を透過させにくく，水を透過させる。そのため，細胞内外で電解質の組成は大きく異なることになる。

(2) 輸液の分布

①水分補給輸液製剤（図2-1-3a）

5％ブドウ糖液は，生理食塩液と同様に細胞外液と同じ浸透圧の溶液であるが，血管内ですぐに代謝されるので水のみ（自由水）を輸液したのと同じ状態[註]となる。水は，血管壁や細胞膜を自由に透過して，血管内外，細胞内外を同等に希釈するように分布する。つまり5％ブドウ糖液1,000mLを血管内に投与すると，細胞内液と細胞外液の比（2：1）で667mLが細胞内液，333mLが細胞外液に分布する。細胞外液は，血漿と間質液の比（1：3）で，血漿に

註）最初から水だけを血管内に投与すると，浸透圧により赤血球などの細胞内に水が浸透し，血球が膨張し破壊される。それを防ぐために，ブドウ糖を付加し血漿と同じ浸透圧に調整している。

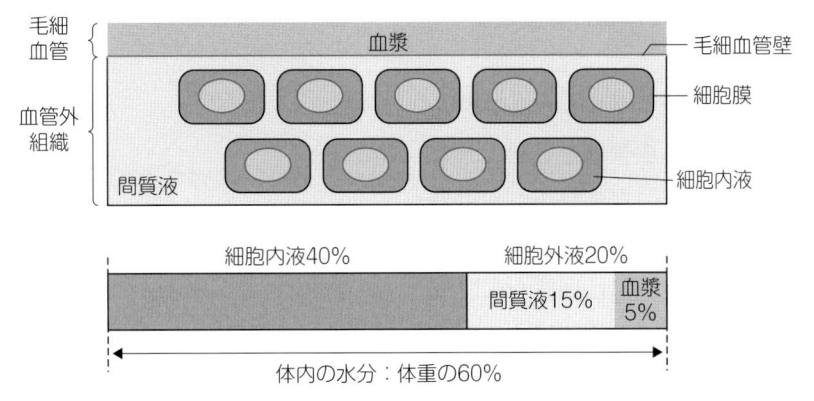

図2-1-2 **体液の分布**

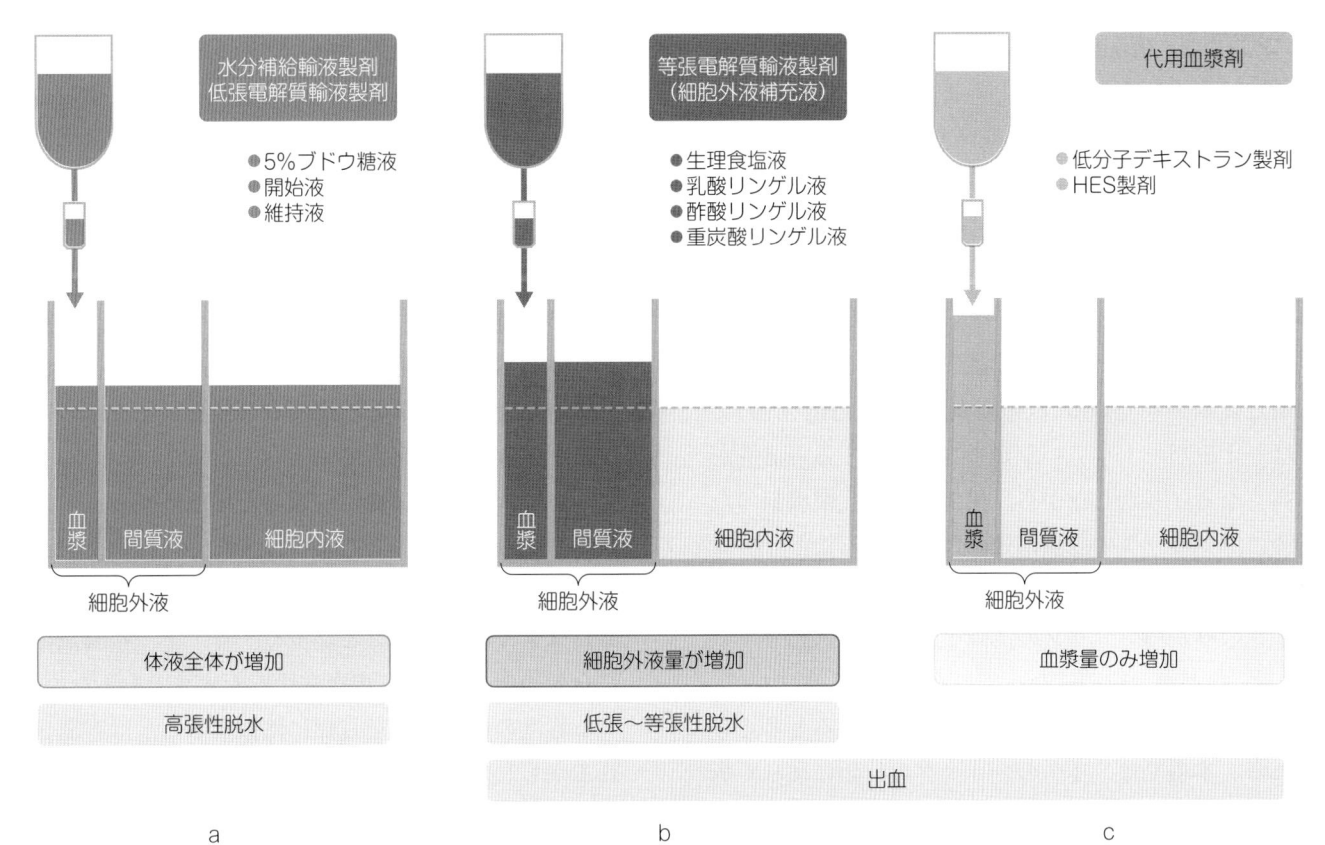

図2-1-3 **輸液の分布**
（田中沙織，他：危機的出血への対応ガイドラインと看護．BIRTH，第1巻，第6号，p.24．より引用・改変）

83mL，間質液に250mLが分布する。つまり，投与した5％ブドウ糖液のわずか1/12のみが血管内にとどまることになる。生体では，必ずしも計算どおりにはならないが，いずれにしても5％ブドウ糖液が循環血液量を補う効果はきわめて小さい。

②等張電解質輸液製剤（図2-1-3b）

生理食塩液を静脈内に投与すると，水と電解質（Na^+，Cl^-）は血管壁を自由に出入りできるため生理食塩液は血漿から間質へと広がる。電解質は，細胞膜を透過できず細胞内に入らない。細胞内外の電解質の濃度に変化は生じず，浸透圧も変化しないため水の移動も起こらない。輸液された生理食塩液は，血漿と間質の細胞外液にのみ均一に広がる。つまり，生理食塩液を血管内に投与すると3/4は間質に広がり，1/4のみが血管内にとどまる。例えば，生理食塩液1,000mLを静脈内に投与すれば，おおむね血管内に250mL，間質に750mL分布することになる。出血量に見合った循環血液量を補おうとすると，出血量のおよそ4倍量が必要となる。乳酸リンゲル液などの細胞外液補充液は生理食塩液と同様の等張液

であり，その分布は生理食塩液と同様に考えてよい。

③代用血漿剤（図2-1-3c）

代用血漿剤には，コロイド分子やアルブミンを含むが，それらはその大きさから血管壁を透過できない。血管内の浸透圧（膠質浸透圧）が維持され血管外への水分の移動が起こらず，輸液したぶんがそのまま循環血液量の増加となる。さらには間質や細胞内から血管内に水分を引き込む効果も期待できる。

2. ショックに対する輸液

ショック症状を呈している傷病者に対する輸液（ここでは，病院前救護に限定して記述する）に際しては，まず，その判断をどのような基準で行うかが重要となる。症状だけでは曖昧な点もあることから，ショックの判断基準に血圧やショック指数などの数値目標を採用するか否かがしばしば問題となる。米国のプレホスピタルケアのトリアージ基準では，「収縮期血圧90mmHg未満」が多く採用されているが，これではショックの早期認識にはならない。一方で，最近提唱されている「収縮期血圧110mmHg未満」では，オーバートリアージが相当数発生する可能性が高くなる。しかしながら，生体による代償機転のために，ショックの認識が遅れがちになること，アンダートリアージの回避が優先されること，近年では症状のみからショックの認識をするように指導すること，などが一般的になっている事実を考慮すれば，症状のみを判断基準とするのが妥当であると考えられる。本項では，4つのショックの分類に従って病院前救護における輸液について説明する。

1）循環血液量減少性ショック

循環血液量減少性ショックが血液量の減少に起因することを考えれば，足りない血液に相当するぶんを体外からの輸液で補えばよいことが容易に推測される。循環状態が回復されるには1リットル以上の輸液量を必要とすることが多いため，原則として，循環血液量減少性ショックが疑われる場合には急速輸液を選択することが望ましい。

ただし，循環血液量減少性ショックのうちでも，とくに出血性ショックに対する輸液量については議論の対象となることが多い。外傷による出血の場合，出血部位のコントロールがなされていない状況下で血圧の上昇のみを目指した単純な輸液を行うこ

表2-1-4　外傷に対する病院前での輸液の目安

- 橈骨動脈が触知できる程度を目標に輸液量を調節し，過量の輸液を避ける
- 穿通性外傷で搬送時間の短い（30分未満）場合には，患者の橈骨動脈が触れる間は病院前での輸液を保留すべきである
- しっかりとした意識状態か，橈骨動脈の触知を保つための250mLの輸液は行うべきである
- 頭部外傷がある場合には，収縮期血圧90mmHg以上（もしくは平均血圧を60mmHg以上）に保つよう輸液量を調節すべきである

(Eastern Association for the Surgery of Trauma guideline, 2008. より)

とには否定的な見解が多い。その理由は，血圧の上昇が得られてもそれがさらなる出血を助長すること，過剰な細胞外液の輸液は血液希釈や低体温の原因となり凝固障害をきたすことなどである。外傷では止血術が迅速に行われることが優先されるべきであり，血圧維持のための輸液は最小限に抑えるのが現在の主流となっている考え方である。また，輸液を行う場合には，静脈路の確保や輸液は医療機関への搬送途上に行うなど，傷病者の搬送開始を遅らせることのないよう配慮する。

一方で，消化管出血に起因した出血性ショックに対する輸液量を検討した報告は少なく，外傷と同様に考えてよいかは不明な点も多い。外傷と異なり出血点は1カ所であることが多く，胃・十二指腸潰瘍からの出血であれば，止血も比較的容易であるため，ある程度の血圧維持を目標に輸液することは容認されるかもしれない。これらを踏まえ，循環血液量減少性ショックのうち出血性ショックが疑われる場合には，表2-1-4を参考に過剰な輸液を回避するように努めるのがよい。

2）心原性ショック

心原性ショックでは，心臓のポンプ機能が障害されているため，ショック状態に対する代償機転により末梢血管が収縮し，心臓の前負荷，後負荷は大きくなっている。この状態で体外から過剰な輸液付加を行うことは，心臓に対する負荷を増加させ危険である。一方で，心臓の右室梗塞のような場合には右心系への血液駆出が障害され，左心系への血液供給が減少しショックに至ることになるため，輸液による容量負荷によってこれを補うことは理にかなうものである。しかしながら，病院前救護の場において

このような病態を判断することは困難である。

したがって，少なくとも救急救命士が関与する病院前救護においては，心原性ショックが強く疑われる場合の輸液は避けるほうが安全である。

3）血液分布異常性ショック

血液分布異常性ショックに対する輸液の考え方としては，単純に考えれば，相対的に不足している血液量を体外から補うという対応でよいことになる。したがって，これらの病態すべてにおいて輸液は効果的と考えられる。問題となるのは，いかにして病院前救護の段階で血液分布異常性ショックを見極めるか，ということになる。血液分布の状況を推し量ることは困難であるから，血液量が減ずる状況（循環血液量減少性ショック）や，心機能が低下している状況（心原性ショック）に関する病歴聴取・観察から両者を否定したうえで，上記の3つのショックを生じる背景の有無を確認するのがよいであろう。

4）心外閉塞・拘束性ショック

心外閉塞・拘束性ショックでは，物理的な手段，つまり心嚢穿刺・ドレナージや胸腔穿刺・ドレナージ，肺動脈内血栓除去術などによって，心タンポナーデや閉塞・狭窄の原因を解除しなければ，どれだけ輸液を行ってもショックから離脱することは不可能であり，輸液自体に大きな効果を期待することはできない。このような場合は，救急救命士には迅速かつ適切な医療機関への搬送，医師の現場出動要請などを優先して考慮することが求められる。ただし，外傷に伴って発生した心タンポナーデや緊張性気胸では，出血による循環血液量減少性ショックを伴っていることも多い。このような場合には医療機関搬送途上に行う限り輸液の適応となり得る。

3. 輸液の合併症

ショックに対する輸液を施行するにあたって留意しなければならないことは，「ショックの病態に応じた輸液量，輸液速度を設定」することである。これに従って考えれば，輸液に伴う合併症としてまず考えなければならないのが，心機能への過剰な負荷である。

前項で述べたとおり，心原性ショックは心機能が低下しているために引き起こされるのであるから，体外からの過剰な輸液は心臓への負荷をさらに助長することになりかねない。左心系，右心系の負荷程度がどのくらいであるかを病院前の場において確実に評価することは，たとえ医師の現場出動体制をもってしても困難なことであるから，病院前救護の段階では輸液は避け，迅速な搬送を優先する。また，心外閉塞・拘束性ショックでは原因の解剖学的除去（胸腔穿刺・ドレナージ，心嚢穿刺・ドレナージなど）が優先されるため，救急現場での輸液にこだわって医療機関への搬送が遅延することは避ける。

循環血液量減少性ショック，ならびに血液分布異常性ショックについては，血管の容積に対する血液量の絶対的，相対的不足が満たされるまで輸液を続けることは基本的には誤りではない。しかしながら，この場合にはあくまでも心機能が正常であることが前提であり，傷病者の背景が必ずしも明確ではない病院前の場においてはこの前提が常に成立するわけではない。そのため，たとえこちらの2つのタイプのショックが疑われたとしてもやみくもに輸液を行えば，結果としてそれに伴う心臓への負荷が生じることは当然であろう。したがって，傷病者の病歴の聴取が可能である場合にはできる限りの情報を得ておくことが望ましい。また，高齢者であれば既往歴がなくとも心機能が潜在的に低下している可能性も高く，輸液量と輸液速度の設定に関しては慎重な配慮が必要となる。

C クラッシュ症候群の病態と治療

1. 受傷機転と病態

クラッシュ症候群（圧挫症候群）は，四肢が長時間圧迫を受けるか窮屈な肢位を強いられたために生じる骨格筋損傷（横紋筋融解症）と，圧迫解除後に急速に発症するショックや急性腎不全などの全身症状を特徴とする致死的な外傷性疾患である。地震や爆発で倒壊した建物や家具などの下敷きになったときに発生するが，日常診療では，昏睡状態や手術による長時間臥床に伴う偶発的な四肢圧迫の際にもみられる。受傷部位は，下肢が全体の約8割を占める。

クラッシュ症候群の病態は，長時間の圧迫による虚血性変化と圧迫解除後の虚血再灌流障害の2つの機序による。圧迫により骨格筋の細胞膜が伸展され，筋細胞は損傷を受ける。また，圧迫部やその末梢部

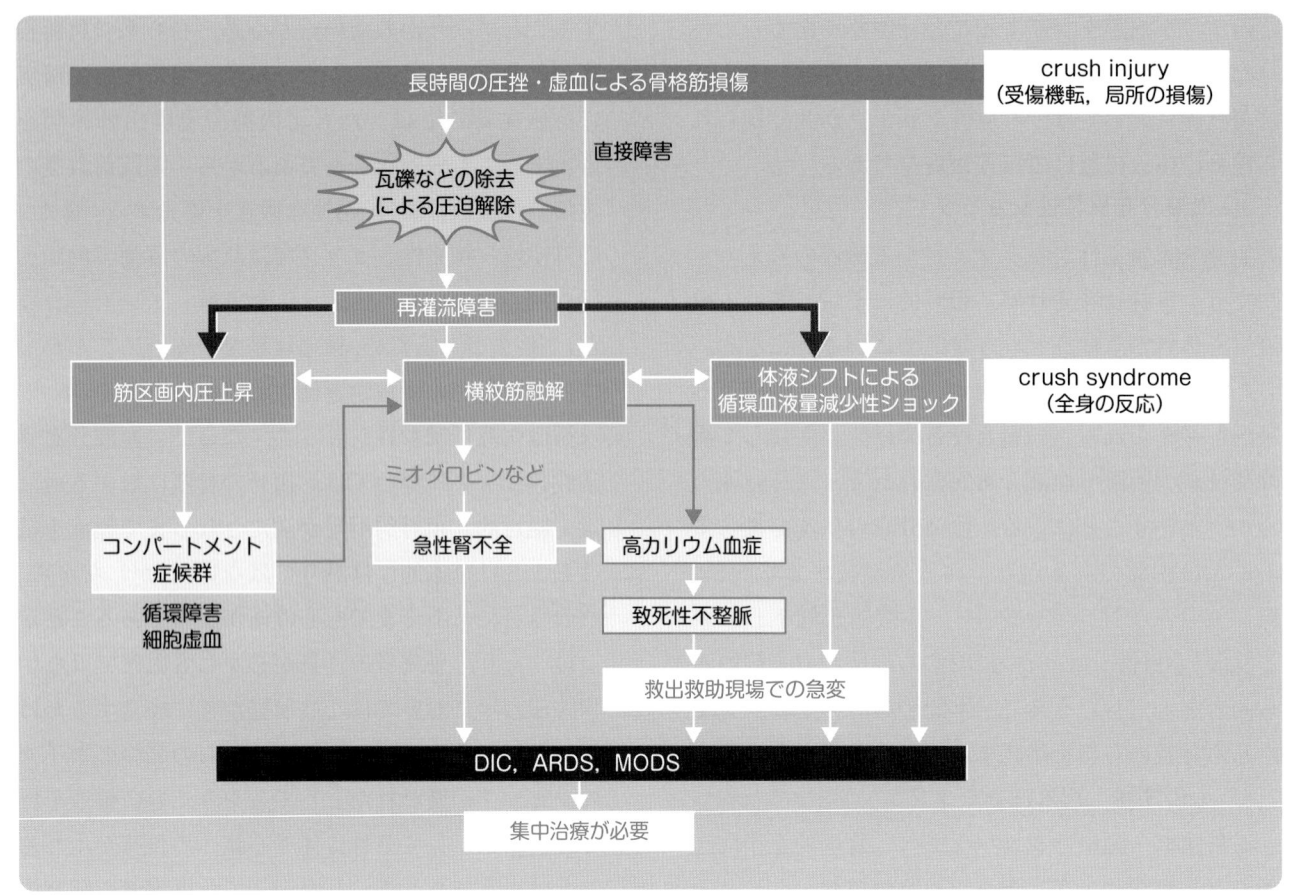

(日本集団災害医学会監：DMAT標準テキスト，増補版，へるす出版，東京，2012，p 250．より引用・改変)

図2-1-4　クラッシュ症候群の病態

位は虚血状態となり，骨格筋は4～6時間で非可逆性の壊死(えし)に陥る。一方，圧迫が解除された後は，伸展や虚血によって損傷を受けた筋細胞が急速に膨化(ぼうか)(浮腫(ふしゅ))して骨格筋区画内の圧上昇を招き，コンパートメント症候群(筋区画症候群)を併発し，新たな循環障害と細胞虚血を発生させるという悪循環を招来する(図2-1-4)。

損傷を受けた骨格筋では，細胞膜のNa-Kポンプの障害により，細胞内にナトリウムと水が移動するため，循環血液量が減少する。また，骨格筋細胞から細胞外にカリウムが流出する。骨格筋は体重の約40％を占め，そのカリウム総量は全身の約75％にも及ぶため，流出したカリウムによって高カリウム血症を生じ，致死性不整脈の原因となる。

このように，圧迫解除直後の急激な循環虚脱は，長時間の拘束による脱水状態を基礎に，虚血再灌流によってもたらされる循環血液量減少性ショック，急激な高カリウム血症，代謝性アシドーシス，致死性不整脈などが加わることによって発症すると考えられている。

また，すでに細胞壊死に陥っている骨格筋細胞からは，カリウムだけでなくさまざまな細胞逸脱物質が流出し，腎血管の収縮やミオグロビンによる尿細管上皮(じょうひ)の損傷などにより急性腎不全を生じる。さらに，播種(はしゅ)性血管内凝固症候群(DIC)，急性呼吸促迫(そくはく)症候群(ARDS)，多臓器機能不全(MODS)が次々と発生する。

2．観察と判断

「四肢または腰部(ようぶ)・殿部(でんぶ)が重量物などにより長時間にわたって圧迫されていた」という受傷機転を聴取した場合には，クラッシュ症候群の可能性を念頭におく。一般に数時間の挟圧(きょうあつ)で発生することが多いが，1時間での発生例もある。意識清明で血圧も保たれており重篤感に乏しいが，救出直後に死に至ることがあり，これが"smiling death (笑顔の死)"といわれるゆえんである。局所の皮膚は，時間経過とともに腫脹(しゅちょう)し，赤色から暗赤色を呈し，時に水疱(すいほう)を

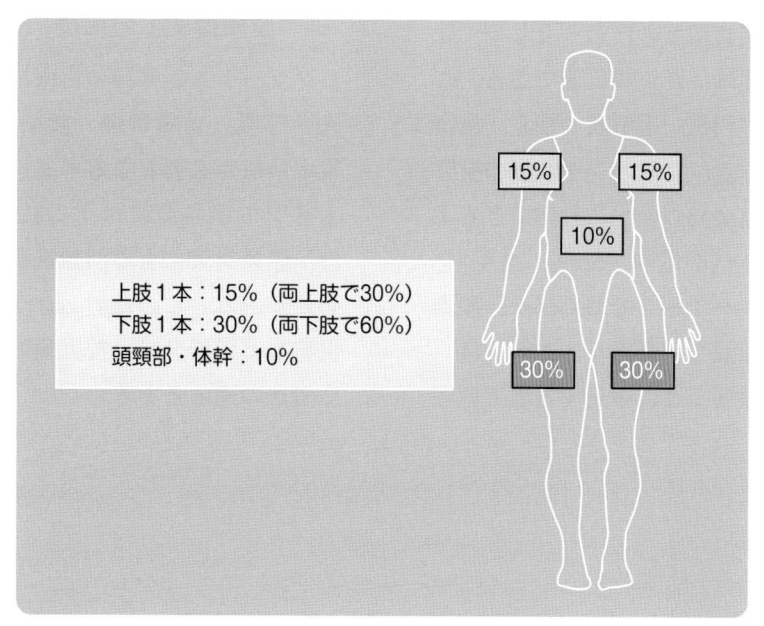

(Rinker AG Jr：Crush syndrome：Estimating skeletal muscle damage by the rule of thirds. Emerg Med Serv 33：68〜69, 2004. より引用・改変)

図2-1-5　成人の骨格筋の体積分布

上肢1本：15%（両上肢で30%）
下肢1本：30%（両下肢で60%）
頭頸部・体幹：10%

表2-1-5　クラッシュ症候群の初期症状と徴候

1. 意識は清明で重篤感に乏しい
2. 患肢に運動・知覚麻痺を認めるが肛門括約筋反射は保たれる
3. 皮膚所見に乏しい
4. 末梢動脈の拍動を触知できる
5. 黒〜赤褐色尿を認める

形成するが，初期（すなわち現場到着時）には明らかな異常を認めないことも少なくない。運動・知覚麻痺はほぼ全例に認められるが，脊髄損傷とは異なり，肛門括約筋反射は保たれている。また，初期には末梢動脈の拍動は触知可能である。尿量は減少する。ミオグロビン尿と呼ばれる黒〜赤褐色の尿となることが特徴的である（表2-1-5）。

重症度に関与する因子としては，損傷された骨格筋の体積，合併損傷の有無，年齢，性別がある。骨格筋の損傷の程度は，（圧迫の強さ）×（時間）で示される。若い屈強な男性はもともと骨格筋の体積（図2-1-5）が多いため，クラッシュ症候群を発生すると重篤化しやすい。骨格筋総体積の30%以上が障害された場合には重症となりやすい。

3．現場での対応

長時間の四肢圧迫の状況が確認された場合には，救出直後の急変に備える必要がある。医師が臨場している場合には，以下の治療を圧迫が解除される前から開始する。

治療は，全身管理と局所管理からなる。前者では高カリウム血症への迅速な対処と循環血液量減少からくる急性腎不全を予防するための体液管理（輸液療法）が中心となる。救出活動中は生理食塩液（生理食塩液が使用できなければ乳酸リンゲル液など）を1,000〜1,500mL/時で輸液し，これに炭酸水素（重炭酸）ナトリウムやマンニトールを適宜追加する。炭酸水素ナトリウム投与に関しては明らかなエビデンスはないが，代謝性アシドーシスを補正し尿のpHを6.5以上に保ち（尿のアルカリ化），ミオグロビン，尿酸による尿細管閉塞と血管収縮の予防効果が期待される。マンニトールは腎血流量を増加し浸透圧利尿薬として尿量を増加させるだけでなく，尿細管からミオグロビンの排泄を促進する効果がある。

一方，現場の局所管理としては，救出時に圧挫部位より近位側を駆血して毒性物資の全身流入を阻止する方法があるが，有効性は明らかでない。駆血することにより患肢の完全阻血（壊死）の危険が高まるため，実施するとすれば救出直前である。現場での四肢切断は，クラッシュ症候群の予防という意味での適応はない。切断しなければ救出が不可能な場合もしくは火災などの二次災害が切迫していて切断以外に救命が不可能な場合が適応となる。

救急救命士には，生理食塩液の代わりとして，乳酸リンゲル液による急速輸液が実施可能である。これにより，循環血液量の回復，電解質の補正，酸塩基平衡（へいこう）の改善が期待できる。乳酸リンゲル液の投与と合わせて，突然の心室細動の発生に対応できるように，生体情報モニター（心電図，SpO_2，血圧）を装着し除細動器をスタンバイさせておくほか，酸素投与，毛布などによる保温などを行う。これらは，救出前から救出後医療機関などに搬送するまで継続する。

4. 医療機関での治療

クラッシュ症候群の治療には透析療法をはじめ，人工呼吸，循環管理，感染対策，DIC治療などの集中治療が必要となる可能性が高い。また，コンパートメント症候群に対する減張（げんちょう）切開やその後の創（そう）管理，感染対策にも専門知識を有する医師が対応する必要がある。このため，クラッシュ症候群は，広域災害などの場合には被災地外の医療機関への広域医療搬送の適応となる。

第2章　心肺機能停止前の静脈路確保と輸液

2　静脈路確保と輸液に関する基本的手技

A　心肺機能停止前の静脈路確保と輸液の実際

1. 目　的

心肺機能停止前の静脈路確保と輸液は，増悪するショックやクラッシュ症候群を疑う傷病者に対し，その循環血液量を維持したり，電解質濃度の補正を行うことなどにより，バイタルサインの安定化を図り，重症化を阻止し，救命率の向上に結びつけることを目的とする。

2. 必要な資器材と準備

1）必要な資器材（写真2-2-1, 2）

輸液製剤（乳酸リンゲル液），輸液回路（輸液セット，三方活栓，延長チューブ），駆血帯，酒精綿，固定用絆創膏，静脈留置針，廃棄用ボトル（廃棄ボックス）。

2）点検と準備

(1) 点　検

毎始業時において，各資器材の積載数量を確認するとともに，使用期限，パッケージ破損，輸液製剤の色調や濁りなどの確認を徹底する。

(2) 準　備

処置実施に際しては，輸液セット，三方活栓および延長チューブを接続し，輸液回路を組み立てる。

輸液バッグ（ボトル）を適当な高さに吊り下げ，輸液回路のクレンメ（ローラークランプ）をしっかりと閉め，三方活栓のコック位置を確認してから，輸液回路のビン針を輸液バッグの接続部に差し込む。輸液回路の接続部やビン針には直接触れることなく清潔を保つ。輸液バッグに接続後は，チャンバー内を液で半分程度に満たす。その後，クレンメを開放し，輸液回路内の空気を追い出しながら延長チューブの先端まで輸液で満たす。なお，延長チューブ先端から漏れ出た輸液製剤は，チューブ外側と接触することにより汚染してしまうため，先端は下向きのまま保持し清潔に保つ。

針刺し事故防止のため，穿刺後すぐに留置針（内

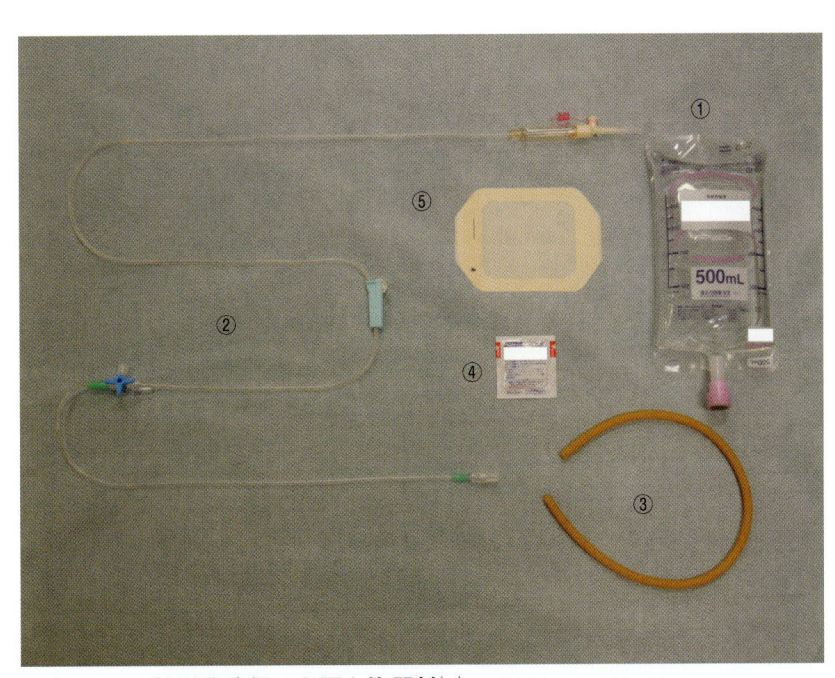

写真2-2-1　静脈路確保に必要な資器材(1)
①輸液製剤（乳酸リンゲル液）
②輸液回路（輸液セット，三方活栓，延長チューブ）
③駆血帯，④酒精綿，⑤固定用絆創膏

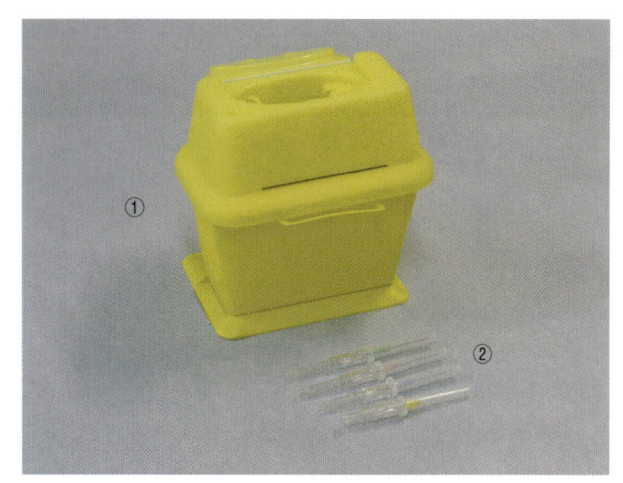

写真2-2-2　静脈路確保に必要な資器材(2)
①廃棄用ボトル
②静脈留置針(写真上から18G，20G，22G，24G)
※誤刺防止安全機構付き静脈留置針

筒)を廃棄できる位置に廃棄用ボトルを準備する。静脈路確保を行う際の，これらの資器材と人員の配置の例を写真2-2-3に示す。

3. 手　順

救急救命士による静脈路確保で使用される静脈は，手背静脈，橈側皮静脈，尺側皮静脈，肘正中皮静脈，大伏在静脈および足背静脈などの末梢静脈(図2-2-1)に限定されている。

穿刺に適切な静脈を選択し，穿刺部位を決定する。穿刺する肢を保持し，可能であれば体幹より少し下げてうっ血させる。なお，挫滅，骨折，熱傷などの損傷のある四肢は原則として避けることが望ましい。透析用シャントのある上肢は避ける。また，リンパ浮腫による深刻な腫脹などが引き起こされることがあるため，乳癌に対する乳房切除術を実施した側の上肢も避けたほうがよい。

穿刺を決定した部位の中枢側を，駆血帯にて駆血する(写真2-2-4)。駆血時間が長くなると，末梢にしびれなどが生じる可能性がある。傷病者の循環の状態によっては，駆血帯を穿刺の直前に巻くなどの配慮も必要である。

穿刺部位を酒精綿で消毒し，留置針で穿刺を行う。穿刺の際は傷病者の体動に留意し，補助者に保持をさせるなどしっかりと穿刺する肢を把持する(写真2-2-5)。一度穿刺した後に，再度穿刺する場合は別の肢を選択するか，最初の穿刺部位より中枢側を穿刺する。

留置針のフラッシュチャンバーへの血液逆流(バックフロー)を確認する。逆流を確認したならば，静脈穿刺針の刺入角度を下げ，やや皮膚に寝かせるようにした後，さらに1～2mm程度進める。その後，内筒を固定して外筒を進め，外筒が根元まで刺入された時点で駆血帯を解除して内筒を抜去し(写真2-2-6)，その場に置くことなく直接廃棄用ボトルに廃棄する(写真2-2-7)。

なお，内筒を抜去する際に，留置した外筒から血

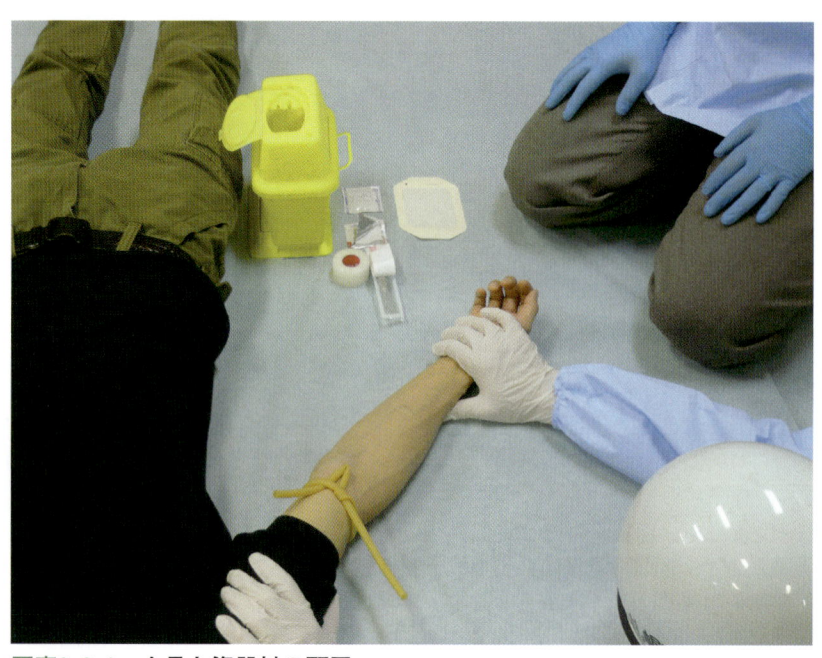

写真2-2-3　人員と資器材の配置

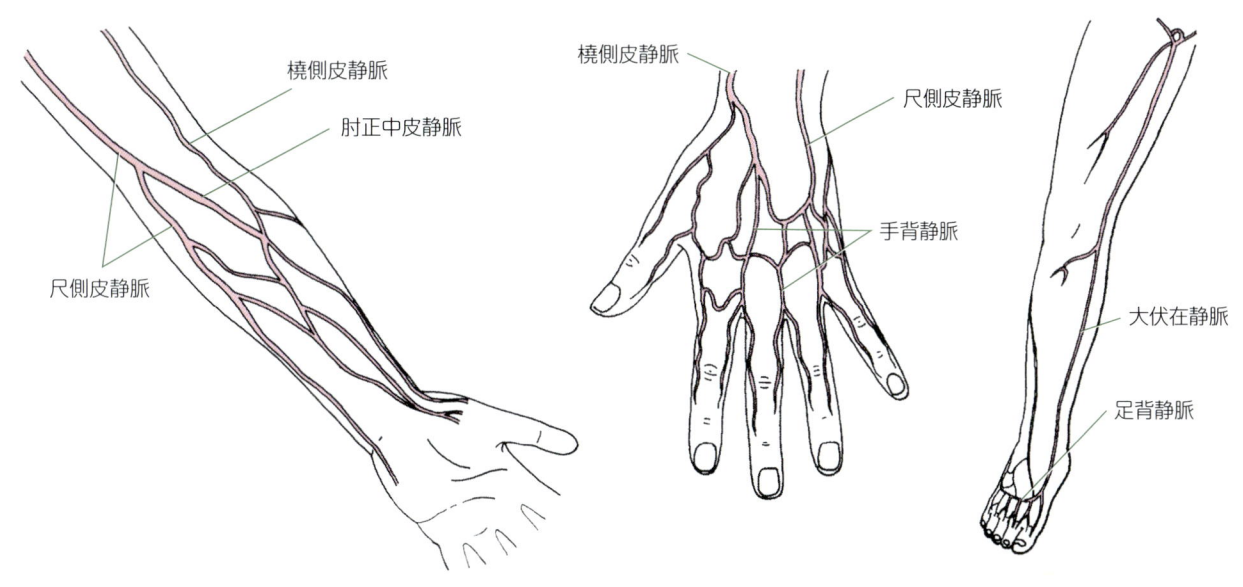

2 静脈路確保と輸液に関する基本的手技　25

図2-2-1　静脈路確保に使用される末梢静脈

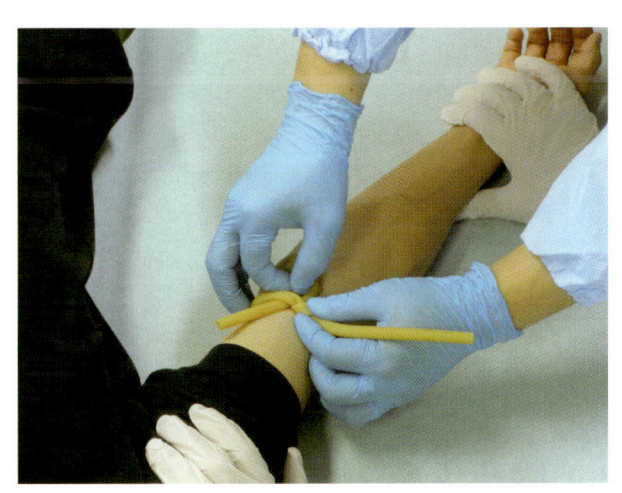

写真2-2-4　駆血と肢の把持

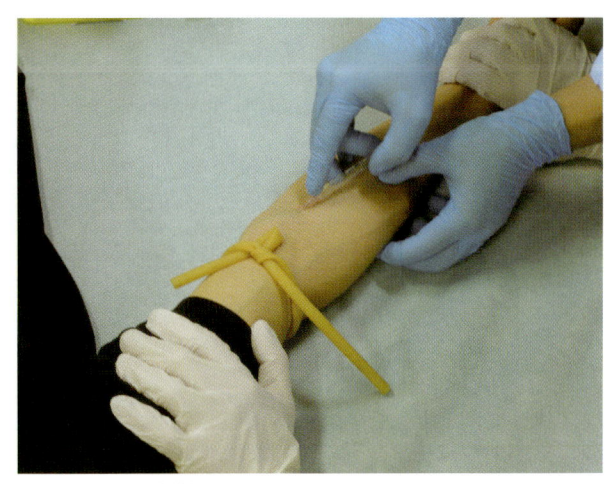

写真2-2-5　穿刺

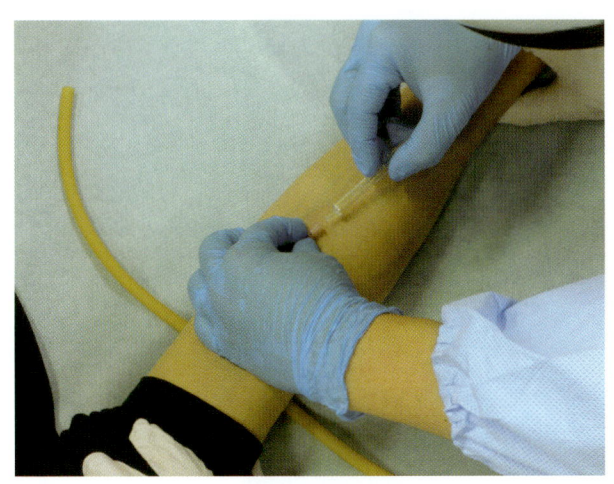

写真2-2-6　駆血帯の解除，内筒の抜去

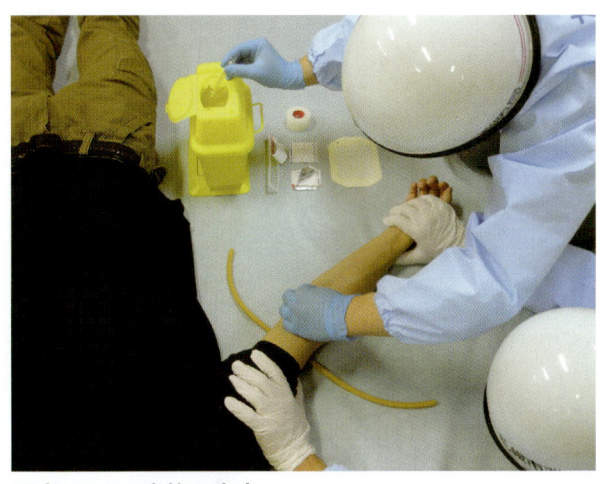

写真2-2-7　内筒の廃棄

液が流出するため，留置針先端付近の走行血管を圧迫する。

輸液回路と外筒を接続して滴下を確認する(写真2-2-8)。良好な滴下が確認されたならば，穿刺部位の腫れや漏れ，輸液バッグから留置針までの輸液回路の接続部の漏れを確認し(写真2-2-9)，異常がなければ留置針を固定用絆創膏などで固定する。体動による偶発的抜去を防止するため，留置針や輸液回路の固定は心肺機能停止の傷病者に対する場合よりもより確実に行う(写真2-2-10)。

輸液速度については，急速輸液(救急車内のもっ

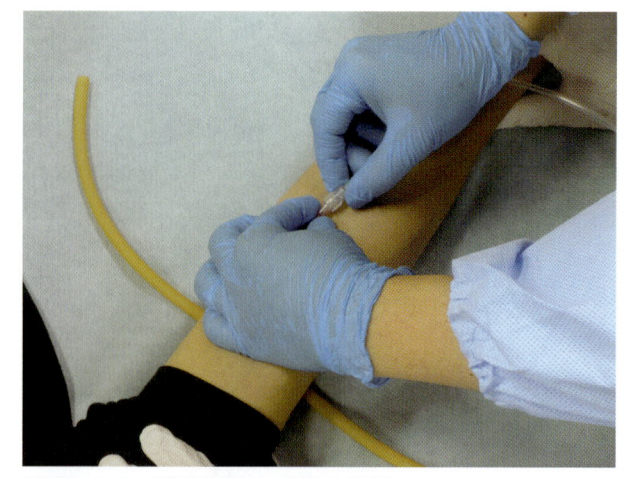

写真2-2-8　輸液回路と外筒の接続

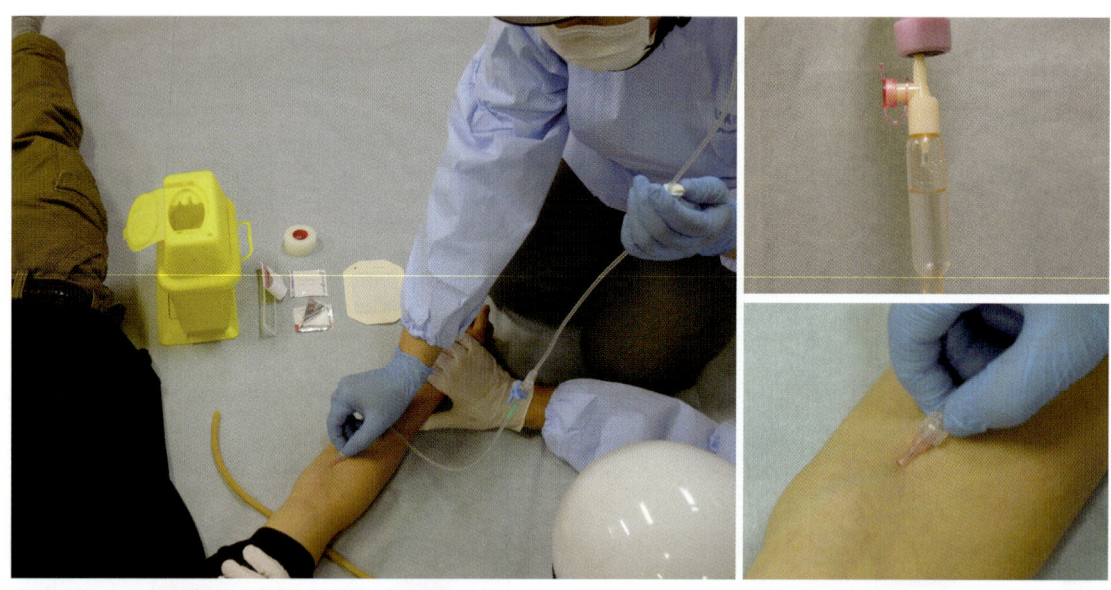

写真2-2-9　穿刺部位の腫れや漏れの確認

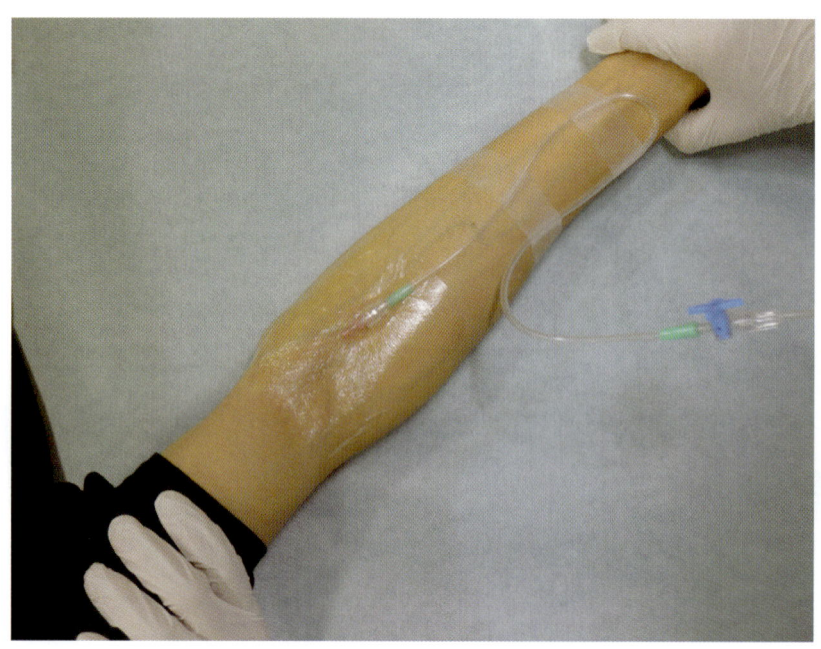

写真2-2-10　輸液回路の固定

とも高い位置に輸液バッグを吊り下げ，クレンメを全開にして得られる輸液速度）を原則とするが，医師の指示によっては維持輸液（1秒1滴程度）を行う。

穿刺から留置針の固定，輸液の継続といった一連の手技中や静脈路確保後の搬送途上においては，心肺機能停止傷病者とは違い，常に不測の体動に注意しなければならず，偶発的抜去などの可能性があることを念頭におき活動する。

静脈路確保が困難であると判断された場合などは，静脈路確保に時間を費やさないように留意し，搬送を優先する。

B 静脈路確保・輸液のトラブルとその対応

円滑な静脈路確保の実施のためには，発生し得るトラブルとその対応についての知識を隊員間で共有しておくことが重要である。トラブルが発生した場合には，地域メディカルコントロール（MC）協議会のプロトコールなどに準じて，必要に応じて医師に報告し，指示や助言を求める。

1. 神経・動脈損傷

手関節部の橈側皮静脈近傍には橈骨神経の浅枝が走行しているため，この部分の静脈穿刺では他の部位の静脈穿刺と比較して，神経損傷による感覚障害を生じる確率が高い。そのため，手関節部の橈側皮静脈はできるだけ避けることが望ましい。しかし，他の部位に穿刺できる静脈がない場合にはこの部位の橈側皮静脈を選択することもやむを得ない。また，肘正中皮静脈や尺側皮静脈の深部には正中神経が走行しているため，静脈穿刺時の穿刺角度が大きすぎた場合には，正中神経を損傷することがある。穿刺時に傷病者が前腕や指先などに放散する痛みやしびれを訴えた場合には直ちに穿刺を中止する。

なお，肘関節部の尺側皮静脈の深部には上腕動脈が走行しているため，穿刺が深すぎた場合には動脈損傷をきたす可能性がある。

2. 針刺し事故

傷病者の血液が付着した器具により，医療従事者が何らかのケガを負うことがあり，針刺し事故はその代表例である。救急活動中に常に発生し得るが，救急救命士など1人ひとりが日頃から予防意識をもつことにより，発生を抑えることができる。

針刺し事故に限らず，傷病者の血液はじめ，汗を除く体液，分泌物，排泄物は常に感染源となり得るとの認識は非常に重要である。

針刺し事故防止には以下のことを徹底する。
① 標準予防策を講じる。静脈路確保時の手袋装着は不可欠である。
② 穿刺の際には傷病者のみならず，隊員および周囲の者全員に穿刺することを周知する。
③ 針刺し防止機構付き留置針を使用する。内筒のリキャップを行わない。
④ 使用直後に速やかに廃棄できるよう，事前に廃棄用ボトルを手元に準備しておく。
⑤ チーム活動の一環として日頃から訓練を行い，①～④を習慣づける。

救急現場で傷病者に十分な説明を行ったとしても，穿刺時に意に反して穿刺肢を引っ込める逃避反応が起こる。穿刺の失敗の原因となるだけでなく，針刺し事故につながる。穿刺を行う救急救命士だけでなく，ほかの隊員や傷病者の家族などに対しても針刺し事故は起こり得るため，周囲の状況に十分に注意する。

傷病者が疼痛に反応する程度の意識レベルの場合には，いっそうこのような事態が起こりやすい。この対応として，介助者に穿刺肢をしっかり保持させ，不意の動きを抑制するなどの配慮が必要である。

穿刺後の注意点として，穿刺実施者はほかの隊員からの求めがあっても，針を持ったままの状態では穿刺や廃棄以外の動作は行わず，廃棄用ボトルに廃棄するまでは穿刺後の針から目を離さない。介助者が廃棄用ボトルを差し出す行為も危険である。ほかの隊員は穿刺実施者に対して，針を廃棄するまでは不要な指示を行わないように心がける。

針刺し事故が発生した際には，直ちに流水で穿刺部を十分に洗い流し，消毒用アルコールやポビドンヨードなどで消毒する。そのうえで，地域MC協議会，各消防本部の規定などに基づきあらかじめ決定されている対応を行う。

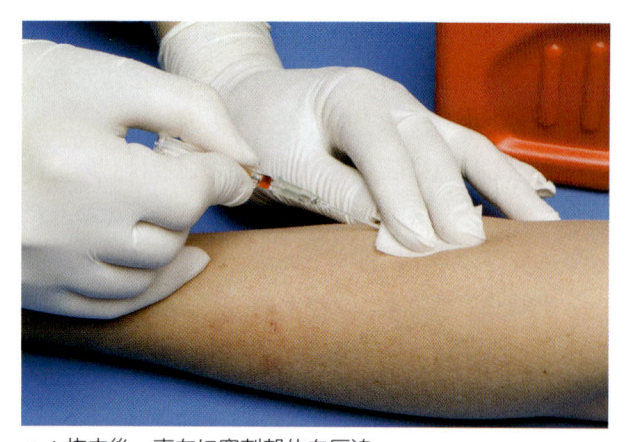

a：抜去後，直ちに穿刺部位を圧迫 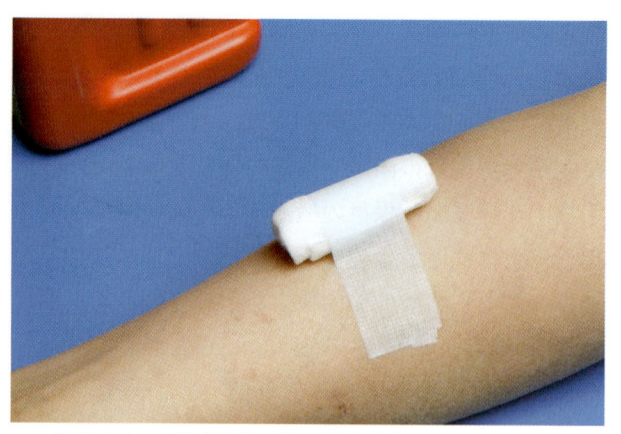　　　　　　　　b：折りたたんだ滅菌ガーゼで圧迫固定
写真2-2-11　外筒の留置ができなかった場合の対応

3. 血管迷走神経反射

穿刺時の痛みや穿刺に対する精神的な緊張などにより，迷走神経反射を起こし，血圧低下，徐脈，冷汗や失神が起こる場合がある。失神が起こった場合には嘔吐，誤嚥の発生にも注意する。

4. 留置できなかった場合（写真2-2-11）

静脈路確保に失敗し，留置針を抜去する場合には穿刺部位の十分な止血処置が必要である。駆血帯を外し，酒精綿を穿刺部に当て，留置針を抜去し，そのまま圧迫止血を行うか，専用のパッドや滅菌ガーゼを折りたたんだものなどで数分間固定する。圧迫止血が不十分な場合には，皮下出血をきたすことがある。抗凝固薬を服用中など出血傾向のある傷病者では，止血までに通常より時間を要することに留意する。血液による周囲の汚染を回避するため，留置針は抜去後，速やかに廃棄用ボトルに廃棄する。

5. 輸液回路に気泡が混入した場合

留置針と輸液回路の接続時に発見した気泡は除去してから接続する。固定がすんだら，輸液速度は医師の具体的指示に従い急速輸液あるいは維持輸液に設定する。このとき輸液回路のドリップチャンバー内の液面レベルが高すぎると，滴下が確認できず輸液速度の設定はできない。また液面レベルが低すぎると，回路内へ気泡が入り体内への空気流入の危険が生じる。そのため，とくに心腔内に右左シャントがあると，静脈内に入った気泡が左心系に流入して脳塞栓などの動脈塞栓をきたす可能性がある。そのため，チャンバー内の液面レベルが適切かを常に観

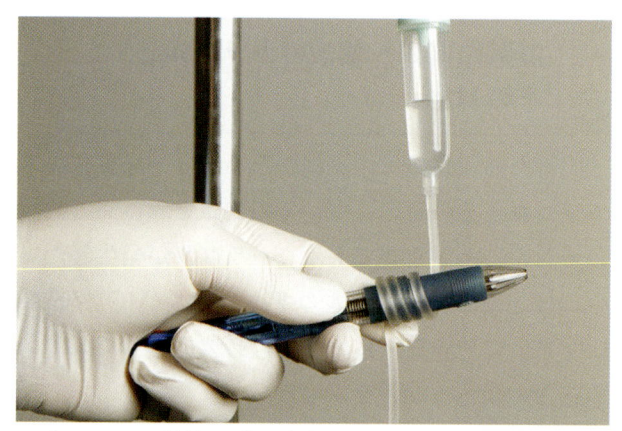

写真2-2-12　輸液回路に空気が混入した場合の対応
ボールペンに輸液回路を巻き付け空気を戻す

察する。

傷病者をストレッチャーから診療ベッドなどへ移動するとき，輸液バッグを落としたり寝かせたりすると，チャンバー内の空気が輸液回路に入りそのまま血管内に入るおそれがある。そのため，輸液バッグをしっかり保持し点滴が持続していることを確認する。

輸液回路に空気が入った場合，三方活栓にシリンジを接続し除去するか，空気が少量ならばボールペンなどで輸液回路の留置針接続部側からチャンバーに向かって巻きつけることで，空気をチャンバーに戻すことができる（写真2-2-12）。

6. 滴下が不良の場合

外筒留置後に輸液回路を接続してもチャンバー内への滴下がない場合，あるいは当初は良好に滴下していたものの途中から滴下しなくなった場合の原因と対応について記す。

皮下組織
血管

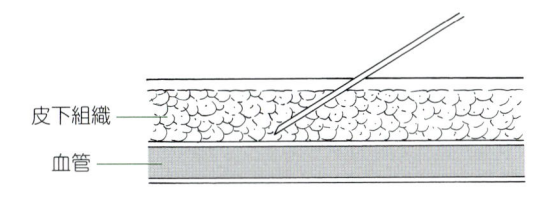

a：外筒が血管外に抜けている

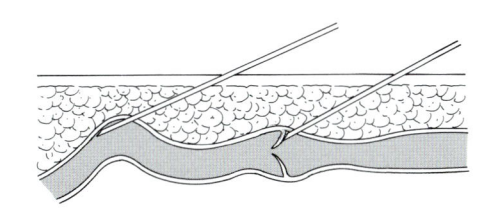

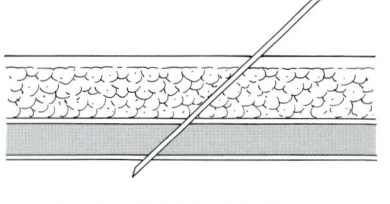

b：外筒が血管を貫いている

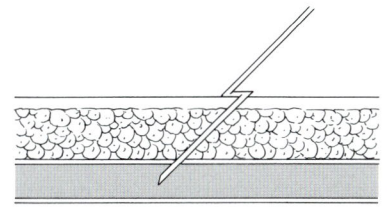

c：外筒の先端が血管内壁や静脈弁に当たっている

d：外筒が途中で折れている

図2-2-2　滴下不良の原因

①原因（図2-2-2）
- 外筒が血管外に抜けている。
- 外筒が血管を貫いている。
- 外筒の先端が血管内壁や静脈弁に当たり閉塞している。
- 外筒が途中で折れている。
- クレンメが閉じている。
- 三方活栓のコックの向きが誤っている。

②対応
- 輸液の皮下漏出や穿刺部の血腫（腫れや漏れ）がないかを確認し，腫れや漏れを認めた場合は，速やかに外筒を抜去する。
- 腫れや漏れがない場合は，クレンメや三方活栓のコックの向きを確認する。
- 外筒の先端が血管内壁や静脈弁に当たっている場合（手背静脈や肘関節部の静脈で起こりやすい）や，外筒が途中で折れている場合は，①外筒をわずかに引き戻したり，②手や肘の関節を軽く動かしたり，③外筒と輸液回路の接続部をドレッシングテープなどの上から軽く押さえたりすることで，外筒の位置を少し変えることにより，滴下が良好となる場合がある。

なお，傷病者の体型などにより，皮下組織に流出しても，著明な腫脹がみられないこともあるため，左右の肢を見比べることも大切である。また，外筒が血管内に適切に留置されていた場合でも，血栓や静脈炎などによって内腔が閉塞しているときには良

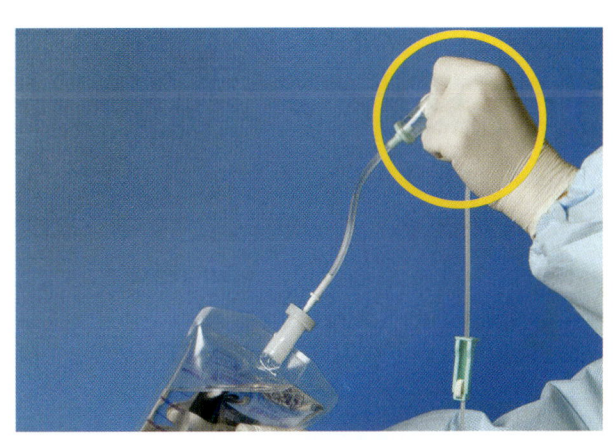

写真2-2-13　チャンバー内に輸液を入れすぎた場合の対応

好な滴下が生じない。そのため，上記の対応に必要以上にこだわることなく，別の血管での静脈路確保を考慮する。

途中で滴下不良とならないようにするためには，穿刺部位が動かないようにシーネ固定を行う，あるいは外筒が容易に動かないように固定を行うことも一法である。

7. チャンバー内に輸液を入れすぎた場合

クレンメを閉鎖し，輸液バッグとチャンバーを一緒に逆さまにし，チャンバーをつまんで，中の輸液を輸液バッグに戻す（写真2-2-13）。つまんだチャンバーを元に戻すときにチャンバーに空気が入るようにする。なお，その場合，輸液回路内に空気が入る可能性があるので注意する。

第2章 心肺機能停止前の静脈路確保と輸液

3 「心肺機能停止前の重度傷病者に対する静脈路確保及び輸液」プロトコール

A 標準プロトコールの位置づけ

厚生労働省より示された標準プロトコールとその対象者などを図2-3-1に示す。これは、今回の処置拡大に先だって実施された実証研究の状況を踏まえて厚生労働科学研究班が作成し、厚生労働省が全国の標準的なものとして示したものである。

各地域のMC協議会や消防本部においては、この標準プロトコールを基準としつつ、地域の状況に合わせて修正し活用する。標準プロトコールやその対象者(適応)の範囲等を大きく修正する場合には、MC協議会や消防本部が、その修正の背景や理由を十分に説明できるようにしておく必要がある。

救急救命士は、各地域のプロトコールを十分に理解し、それに沿って適切に処置を実施することが求められる。プロトコールの深い理解のためには、標準プロトコールについても理解したうえで、2つのプロトコールの相違点、相違の背景や理由について把握するとよい。

B 標準プロトコールの基本的な理解

- 各地域のショックなどに対する活動プロトコールに組み込んで活用する。
- 状況によって、処置の実施よりも迅速な搬送を優先する。

プロトコールは、各地域のMC協議会や消防本部であらかじめ定められている。ショックを呈する傷病者への活動プロトコールなどに組み込んで活用することが望まれる。

本プロトコールでは、増悪するショックの可能性が高いと判断することが最初の一歩である。現場の状況評価や傷病者の初期評価、詳細観察、病歴など救急現場で得られるすべての情報を総合して初めて判断できるものであり、的確な情報を集約し指示医師に迅速かつ適切に伝達することがきわめて重要である。本プロトコールは医師の具体的指示のもとで行われるものであり、包括的指示として実施する処置ではない。

傷病者がプロトコールの対象者に該当しても、必ずしも静脈路確保と輸液を行う必要はない。救急救命士の説明に対する本人や家族の理解、そして傷病者の緊急度・重症度と医療機関までの距離・搬送時間を勘案し、早期搬送を優先すべきと総合的に判断できれば、これらの処置を実施せずに搬送を優先する。

C 対象者(適応)

次の2つをともに満たす傷病者
- 増悪するショックである可能性が高い。もしくはクラッシュ症候群を疑うか、それに至る可能性が高い。
- 15歳以上である(推定も含む)。ただし心原性ショックが強く疑われる場合は処置の対象から除外する。

増悪するショックである可能性が高いと明確に判断することは、時に容易ではない。循環血液量減少性ショック、血液分布異常性ショックでは病態メカニズムからすれば、静脈路確保および輸液は妥当な処置である。また心外閉塞・拘束性ショックにおいても静脈路確保および輸液の対象になり得る。

(1) ショックの判断を救急現場で行うとき、絶対的な指標は存在しない。皮膚所見(蒼白、冷汗、湿潤)、脈(頻脈かつ微弱)、血圧(低いことが多いが正常な場合もあり得ることに留意する)など観察所見が重要となる。さらに問診、意識状態、呼吸状態、頸静脈怒張の有無など総合的な判断が求められる。

(2) 総合的に判断するとはいえ、血液分布異常性ショックのうち神経原性ショックでは冷汗を認めない、また敗血症性ショックやアナフィラキシーショックでは末梢が温かいなどの例外もある。心原

1. 基本的な事項
- 各地域のショックなどに対する活動プロトコールに組み込んで活用する
- 状況によって、処置の実施よりも迅速な搬送を優先する

2. 対象者
次の2つをともに満たす傷病者（※1）
- 増悪するショックである可能性が高い
  もしくは、クラッシュ症候群を疑うか、それに至る可能性が高い
- 15歳以上である（推定も含む）
  ＊ただし、心原性ショックが強く疑われる場合は処置の対象から除外する

3. 留意点
- ショックの増悪因子としては、出血の持続、意識障害の進行、アナフィラキシー、熱中症などによる脱水などがあげられる（※1）
- 挟圧（重量物、器械、土砂等に身体が挟まれ圧迫されている状況）などによるクラッシュ症候群を疑うかそれに至る可能性の高い場合も処置の対象となる（※1）
- 「心肺機能停止前の重度傷病者に対する静脈路確保及び輸液」は特定行為であり、医師の具体的な指示を必要とする（※2）
- 救急救命士は、可能性の高いショックの病態、傷病者の観察所見、状況等を医師に報告する（※2）
- 医師は適応を確認し、具体的な指示（輸液量、滴下速度等）を救急救命士に与える
  静脈路確保にいたずらに時間を費やさないように留意し、静脈路確保が困難であると判断された場合などは、搬送を優先してよい（※3）
- 穿刺針の太さ（ゲージ）は傷病者の状態等により選択する（※3）
- 急速輸液（救急車内のもっとも高い位置に輸液バッグをぶら下げ、クレンメを全開して得られる輸液速度）を原則とするが、医師の指示によって維持輸液（1秒1滴程度）を行う（※4）
- 傷病者の状況、観察所見、実施した処置、その結果等をオンラインMCの医師、もしくは搬送先医療機関の医師等に報告する（※5）

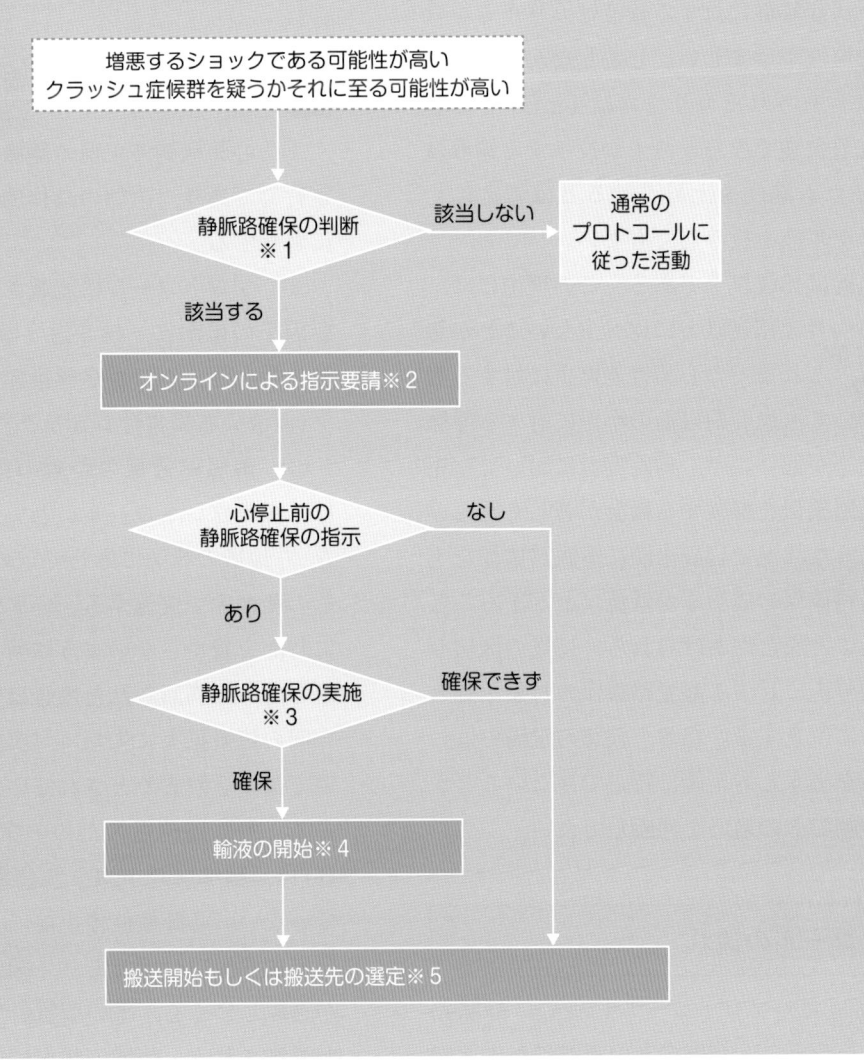

（消防庁救急企画室長、厚生労働省医政局指導課長通知 平成26年1月31日より）

図2-3-1 「心肺機能停止前の重度傷病者に対する静脈路確保及び輸液」標準プロトコール

性ショックや神経原性ショックでは徐脈を呈することもある。

(3) 心原性ショックが強く疑われる場合は処置の対象外であると明記されている。心原性ショックのうち右室梗塞（うしつこうそく）では輸液を控えるのではなく適正な輸液が必要とされる。しかし病院前救護において梗塞部位を特定することは困難なため，右室梗塞を含め心原性ショックが強く疑われる場合は，静脈路確保および輸液の対象とはならない。

(4) クラッシュ症候群（圧挫（あつざ）症候群）の発症は損傷の程度と時間で決まり，一般的には数時間以上の挟圧（きょうあつ）で発生するが1時間程度でも発生し得る点に注意する。クラッシュ症候群では，損傷した筋（きん）組織から放出されたカリウムにより高カリウム血症を引き起こし，心停止となる危険性がきわめて高い。そのため，クラッシュ症候群に対する輸液はカリウムを含まない生理食塩液が望ましい。しかしながら，乳酸リンゲル液に含有されるカリウムは4 mEq/Lと低いため，病院前救護で救急救命士が投与する輸液量では血中カリウム濃度を上昇させるとは考えにくく，乳酸リンゲル液を投与してもよい。

(5) 対象年齢は15歳以上である。この理由には，15歳未満の傷病者は15歳以上に比べ少ないことが想定されること，これまでの心肺機能停止に対する静脈路確保についても思春期以前の小児に対する静脈路確保の実施率が低いこと，病院実習において小児に対する静脈路確保を経験する機会が著しく乏しいこと，そのような状況で15歳未満に静脈路確保を実施しても静脈路確保の成功率が低値にとどまることが想定されることなどがあげられる。15歳の区切りは，心肺機能停止に対する静脈路確保の対象年齢とは異なることに留意する。なお，救急の現場では，傷病者の年齢を必ずしも正確に特定できないことから，「推定」年齢でその適応を判断してよい。

D プロトコールの流れ

地域MC協議会のプロトコールに従い，静脈路確保後に輸液を行うことが傷病者の利益になると判断されれば行う。これらの処置が利益にならないと判断されれば，通常のプロトコールに従って活動する。

傷病者の観察，状況評価，病歴などからショックが増悪する，あるいは長時間の挟圧によるクラッシュ症候群を疑うと判断した根拠を簡潔かつ正確にオンラインMC医師に伝え，指示要請を行う。指示が得られれば，静脈路確保を試み，確保できれば乳酸リンゲル液の輸液を引き続き行う。輸液速度は基本的には急速輸液であるが，医師の判断により維持輸液の指示がなされる場合もある。

輸液開始後は一定時間の後に傷病者の状況（バイタルサインや観察所見の変化）を確認した後，傷病者の搬送，もしくは搬送先医療機関の選定に移行する。その際，静脈路確保，輸液が適切に実施されているかなどについて，傷病者の状況，観察所見と合わせてオンラインMC医師，もしくは搬送先の医師に報告する。新たな指示があればそれに従う。

E プロトコールの留意点

(1) 心肺機能停止前の静脈路確保および輸液は特定行為であり，医師の具体的指示を必要とすることに留意する。

(2) プロトコールに記載されているショックの増悪因子のほかに，繰り返す嘔吐（おうと）・下痢（循環血液量減少性ショック），重症感染症による敗血症性ショック（血液分布異常性ショック）なども考慮する。

(3) 静脈路確保のための穿刺の試行回数の上限は，標準プロトコールにおいてとくに定められていない。地域の状況に応じて定められたものがあれば，その範囲内で実施する。いずれにしても，いたずらに時間を費やさないように留意し，静脈路確保が困難であると判断された場合は搬送を優先する。なお，今回の処置拡大に先だって実施された実証研究においては，2回までとされていた。

(4) 静脈路確保のための穿刺針の太さ（ゲージ：G）は，標準プロトコールにおいてとくに定められていない。心肺機能停止前に実施する輸液の目的は循環血液量の補充であり，細い留置針ではその目的が達成しにくく，太い留置針では穿刺が困難なことが予測される。地域の状況に応じて定められたものがあれば，その範囲内で実施する。なお，今回の処置拡大に先だって実施された実証研究においては，18または20Gの留置針を用いることとされていた。

(5) 輸液速度の原則は急速輸液であるが，状況に応じて医師が維持輸液を指示することがある。維持輸液とは1秒1滴程度，すなわち180mL/時である。

(6) ショックの原因として，発症の状況(ハチ刺傷・食事・運動・服薬などのアレルゲンとの接触の可能性，過去に同様の症状があるなど)や，身体所見(全身性または局所性の瘙痒感，皮膚の発赤や蕁麻疹，痒みなど)からアナフィラキシーショックを疑う場合は，自己注射が可能なアドレナリン製剤(エピペン®)の処方，所持を確認する。所持の確認ができれば静脈路確保実施前に自己注射が可能なアドレナリン製剤(エピペン®)の優先使用を考慮する。

(7) 活動記録の正確な記載はこれまで以上に重要である。心肺機能停止前の静脈路確保と輸液の適応と判断した内容，処置の実施回数と実施時刻，輸液速度，投与した輸液量および処置前後のバイタルサインなど，事後検証に必要とされる項目とその他必要事項について記録する。

(8) 早期搬送が何よりも最優先事項との認識のもとに活動を行うことが肝要である。早期搬送により配慮したプロトコールの一例を次頁に示す(図2-3-2)。

1 重度傷病者に対する静脈路確保と輸液
(1) 活動原則
　可及的速やかに医療機関へ搬送することを主眼に置いた活動を行う
(2) 対象
　およそ15歳以上であり，次に掲げる対象者とする
　ア　増悪するショックである可能性が高い傷病者
　イ　クラッシュ症候群を疑うか，それに至る可能性が高い傷病者
(3) 対象除外
　前(2)の対象者のうち，次の場合を除く
　ア　心原性ショックが強く疑われる場合
　イ　バイタルサイン等から静脈路確保を実施するよりも搬送を優先すべきと判断した場合
(4) 静脈路確保および輸液の方法
　ア　静脈路確保(心肺機能停止前)は，次に掲げる場合に実施可能とする
　　(ｱ)　救出活動等により救出に時間を要する場合
　　(ｲ)　車内収容時に搬送先医療機関が未決定の場合
　　(ｳ)　搬送先医療機関までおおむね20分以上を要する場合
　イ　穿刺する留置針は，20Gを基本とする(1回90秒以内を目安)
　ウ　穿刺回数は原則1回までとする。静脈の走行等から，静脈路確保ができると考えられる場合は，総計2回まで実施可能とする
　エ　輸液速度は急速輸液が原則であるが，救急隊指導医から輸液速度の指示があればそれに従う
(5) 医療機関選定
　重症度・緊急度判断に基づき救命救急センター等を選定する
(6) 心肺機能停止状態に容態変化した場合の対応
　救急隊指導医へ以下の処置の実施について報告し指示を受ける
　ア　静脈路が確保されている場合
　　容態変化した時機(現場出発前後)に限らず，確保された輸液ラインから，薬剤(アドレナリン)を投与する。
　イ　静脈路が確保されていない場合
　　(ｱ)　現場出発前の容態変化
　　　迅速な搬送を考慮したうえで，静脈路確保(心肺機能停止前)で試みた穿刺回数を含め，現場で2回，車内で2回まで実施可能とする
　　(ｲ)　現場出発後の容態変化
　　　原則として，迅速な搬送を考慮し，静脈路確保を実施しない
(7) 留意事項
　ア　指示要請を行う場合は，ショックの分類，要請理由，傷病者の観察所見，状況，搬送医療機関までの所要時間等を医師に報告する
　イ　医師の指示内容(輸液速度，輸液量)を復唱し，隊員間で指示内容を共有する
　ウ　静脈路確保が困難と判断された場合は，搬送を優先する
　エ　搬送中の穿刺は，安全管理を考慮して停車するのを基本とする
　オ　駆血時間が長いと，手のしびれなどを生じることがあるため，駆血帯は穿刺直前に装着する
　カ　穿刺の際に逃避反射，脊髄反射等により腕を動かす等の体動が起きる可能性が高いことから，前腕をしっかりと保持する
　キ　上肢を動かす可能性が高いため，輸液ラインの固定はより確実に行う
　ク　ショック状態の場合，静脈路確保が困難となる場合があるので，可能であれば，うっ血させるために，腕を体幹より少し下げる

図2-3-2　早期搬送に，よりいっそう配慮したプロトコールの一例

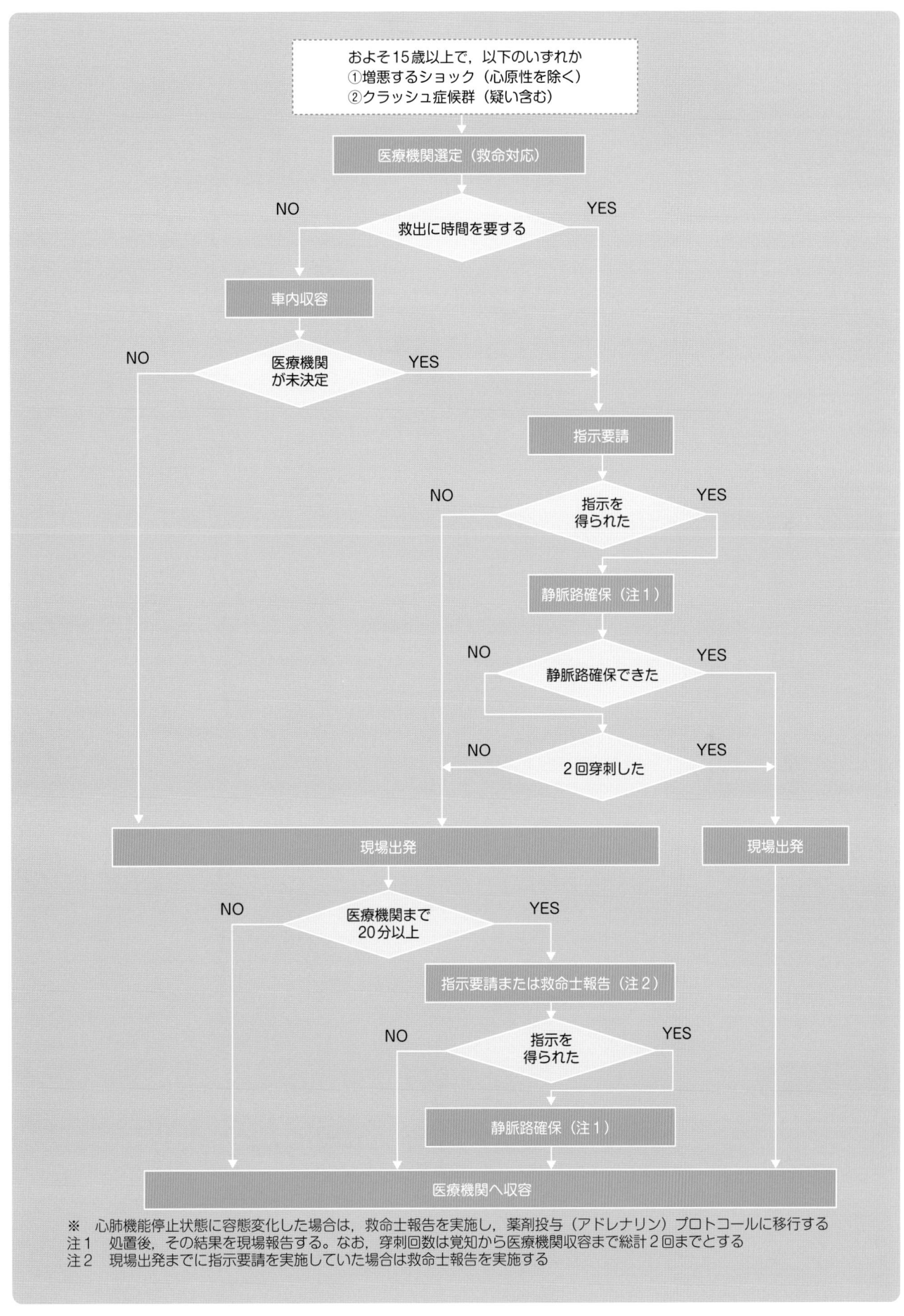

3 「心肺機能停止前の重度傷病者に対する静脈路確保及び輸液」プロトコール　35

```
        およそ15歳以上で，以下のいずれか
        ①増悪するショック（心原性を除く）
        ②クラッシュ症候群（疑い含む）
                    │
                    ▼
            ┌──────────────┐
            │ 医療機関選定（救命対応）│
            └──────────────┘
                    │
         NO ◇ 救出に時間を要する ◇ YES
         │                      │
         ▼                      ▼
      車内収容                指示要請
         │                      │
    NO ◇ 医療機関  ◇ YES    NO ◇ 指示を ◇ YES
       が未決定              得られた
                               │
                               ▼
                         静脈路確保（注1）
                               │
                        NO ◇ 静脈路確保できた ◇ YES
                               │
                        NO ◇ 2回穿刺した ◇ YES
```

- 現場出発 / 現場出発
- NO ◇ 医療機関まで20分以上 ◇ YES
- 指示要請または救命士報告（注2）
- NO ◇ 指示を得られた ◇ YES
- 静脈路確保（注1）
- 医療機関へ収容

※　心肺機能停止状態に容態変化した場合は，救命士報告を実施し，薬剤投与（アドレナリン）プロトコールに移行する
注1　処置後，その結果を現場報告する．なお，穿刺回数は覚知から医療機関収容まで総計2回までとする
注2　現場出発までに指示要請を実施していた場合は救命士報告を実施する

図2-3-2　（続き）　　　　　　　　　　　　　　　　　　（東京都メディカルコントロール協議会資料より引用・改変）

第3章

血糖測定と低血糖発作へのブドウ糖投与

1　糖尿病，低血糖の病態と治療

2　血糖測定とブドウ糖投与に関する基本的手技

3　「心肺機能停止前の重度傷病者に対する血糖測定及び低血糖発作症例へのブドウ糖溶液の投与」プロトコール

第3章 血糖測定と低血糖発作へのブドウ糖投与

1 糖尿病，低血糖の病態と治療

A 生体におけるブドウ糖の役割と代謝

1. 生体のエネルギー

ヒトは活動していればもちろんであるが，何もせずに安静にしていても体内の各臓器・組織はエネルギーを必要とする。寝ていても心臓は動きつづけているし，意識せずとも血液や骨，体を作る蛋白質は作られている。脳は活動を続けるために細胞膜電位を維持しなければならない。

このエネルギーの源として，ヒトに限らず，生き物はATP（アデノシン三リン酸）を利用している。ATPが水と反応してADP（アデノシン二リン酸）と無機リン酸になる過程で発生するエネルギーを利用する。

ATPは主としてミトコンドリアにおいて産生される。ATPそのものは貯蔵することができないため，生命維持のためにATPは常に産生される必要がある。

2. ATPの産生と糖質の重要性

ATPの産生には，摂食によって得られた栄養素に加えて水分と酸素が必要である。栄養素は，糖質（炭水化物），脂質，蛋白質，ビタミン，ミネラル（無機質）の5種類に分類される。このうち，糖質，脂質，蛋白質は生体内で大量に利用されるので3大栄養素と呼ばれる。これらは図3-1-1のように代謝され，それぞれが分解される過程においてTCAサイクルや解糖系を通じてATPを産生する。このなかでも糖質はエネルギー源の中心となる栄養素であり，ヒトにとって必要なエネルギーの50〜60％を担っている。中枢神経以外の細胞では脂質や蛋白質もエネルギー源として利用可能であるが，中枢神経細胞は，糖質しか利用できない。しかも，中枢神経細胞は細胞内にエネルギー源を蓄えておくこともできないため，ATPを産生するためには血液中から糖質（とく

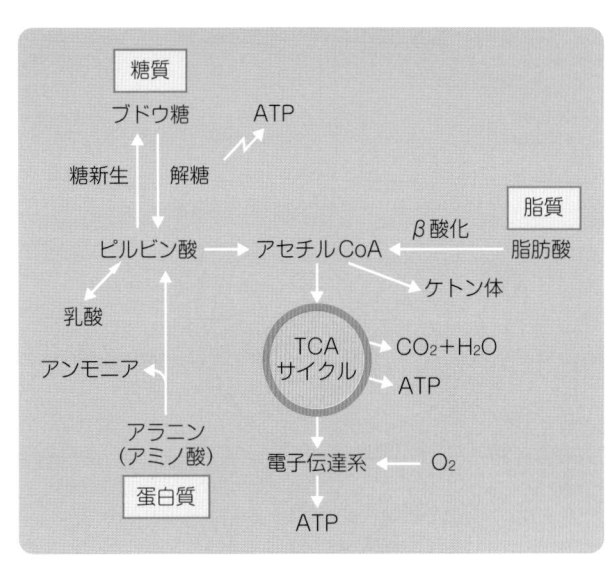

図3-1-1 3大栄養素の主な代謝経路

にブドウ糖）を取り込むことが不可欠である。

3. 糖質の吸収と利用

糖質は，一般に$C_m(H_2O)_n$という化学式で表すことができ，炭水化物とも呼ばれる。主食である米や小麦のデンプンも糖質であり，その主な役割は生命活動を営むために必要なエネルギー源となることである。

糖質は，その大きさにより単糖類（ブドウ糖＝グルコース，果糖＝フルクトースなど），二糖類（ショ糖＝スクロース，麦芽糖＝マルトースなど），多糖類（デンプン，セルロース，グリコーゲンなど）の3グループに分けられる。食事として摂取される多くは多糖類であり，これらが唾液や膵液，腸液に含まれる各種の消化酵素により単糖類（主にブドウ糖）に分解され，小腸から吸収される。その後，毛細血管に入り，門脈を経て肝臓に入る（図3-1-2）。

血液中に入ったブドウ糖は，さまざまな組織でエネルギーとして使用されるほか，肝臓でグリコーゲンに合成され肝細胞内に貯蔵される。また筋細胞でもグリコーゲンが合成される。脂肪組織ではブドウ糖から脂質を合成しエネルギー源として貯蔵している。絶食中あるいは食間期には，肝臓でグリコーゲンを分解したり（グリコーゲン分解），肝臓・腎臓で

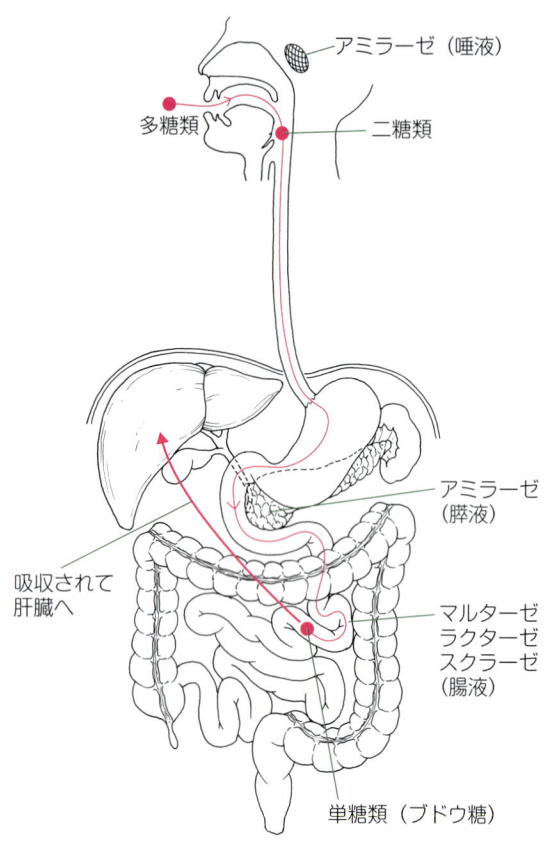

図3-1-2 消化管における糖質の分解

乳酸，グリセロール，またアミノ酸など非糖質代謝産物をブドウ糖に転換する(糖新生)ことで血糖を維持している。以上のように，ヒトは，①食事としての糖質摂取以外にも，食間時や絶食時は，②グリコーゲン分解や③糖新生によりブドウ糖を得ている(図3-1-3)。

4. ブドウ糖からのATP産生

ATPは，ブドウ糖が何段階もの化学反応で分解される過程で産生される。この反応過程は，酸素を必要としない代謝(嫌気的代謝)である解糖と，酸素を必要とする代謝(好気的代謝)であるTCAサイクル・電子伝達系に二分される(図3-1-4)。

1) 解 糖

ブドウ糖が最終的にピルビン酸にまで分解される化学反応である。細胞質において進行し，ブドウ糖1分子につき2分子のATPが産生される。好気的環境ではピルビン酸はミトコンドリアに運搬された後，以下に述べるTCAサイクル・電子伝達系で処理されるが，嫌気的環境ではピルビン酸は乳酸に変換された後に，細胞外に移動する。解糖は嫌気的環境でエネルギーを産生できる唯一の反応系である。

2) TCAサイクル・電子伝達系

解糖で産生されたピルビン酸が最終的に二酸化炭素と水に分解される化学反応である。ミトコンドリアにおいて進行する。ピルビン酸はアセチルCoAに変換された後，TCAサイクルと電子伝達系が連動する代謝経路に組み込まれ，その過程で(ブドウ糖1分子当たりに換算した場合)最大36分子のATPが産生される。

通常の好気的環境では，解糖によって産生されるATP 2分子と，TCAサイクル・電子伝達系で産生されるATP 36分子，合計38分子のATPがブドウ糖1分子の分解によって産生されることになる。低酸素血症やショックなど酸素供給が十分でない環境では，本来はTCAサイクル・電子伝達系で産生されるはずのATPをまかなうために解糖が急速に進行する。低酸素血症やショックで乳酸アシドーシスをきたすのはこのためである。また，激しい運動の直後に筋肉に乳酸が蓄積するのも，筋肉内が一時的・相対的に酸素不足状態になり，解糖への依存度が高まるためである。

これらの反応が円滑に進行するためには酵素や補酵素が必要であり，これらの欠損や不足によってもエネルギーの産生・利用障害が起こる。例えば，白飯だけ，あるいは，ビールや日本酒などのアルコールだけでも糖質を摂取することはできるが，ビタミンB_1が欠乏して代謝障害(脚気，ウェルニッケ脳症など)をきたす。ビタミンB_1にはピルビン酸をアセチルCoAに変換する働きがある。

5. 血糖値の調節

ブドウ糖は生体にとって不可欠のエネルギー源であり，とくに中枢神経細胞はブドウ糖しか利用できないため，血糖を常に一定の範囲に維持する機構が備わっている。血糖の調整機構が備わっており，健常人の血糖値は空腹時で70〜110mg/dL程度に維持されている。

血糖値が低下すると，視床下部の摂食中枢を刺激し，食物を摂取することで血糖値を上昇させる。摂取できなければグリコーゲンがブドウ糖に変換され，長期間の絶食や飢餓状態でグリコーゲンが枯渇すれば，肝・腎においてアミノ酸，グリセロール，

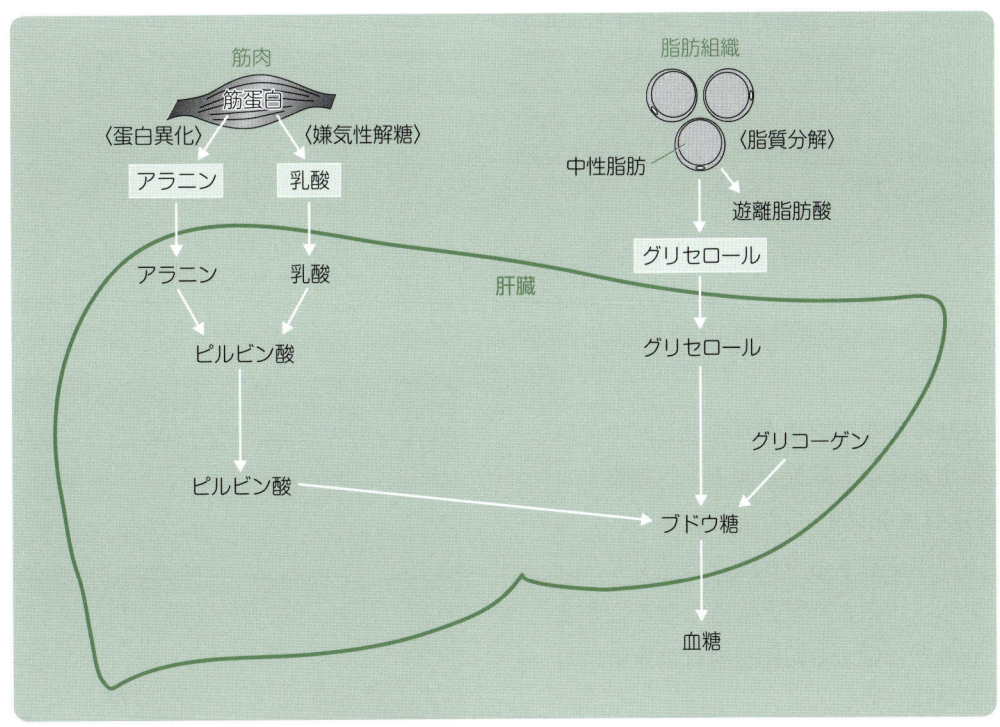

図3-1-3　肝臓でのブドウ糖産生経路；糖新生とグリコーゲン分解

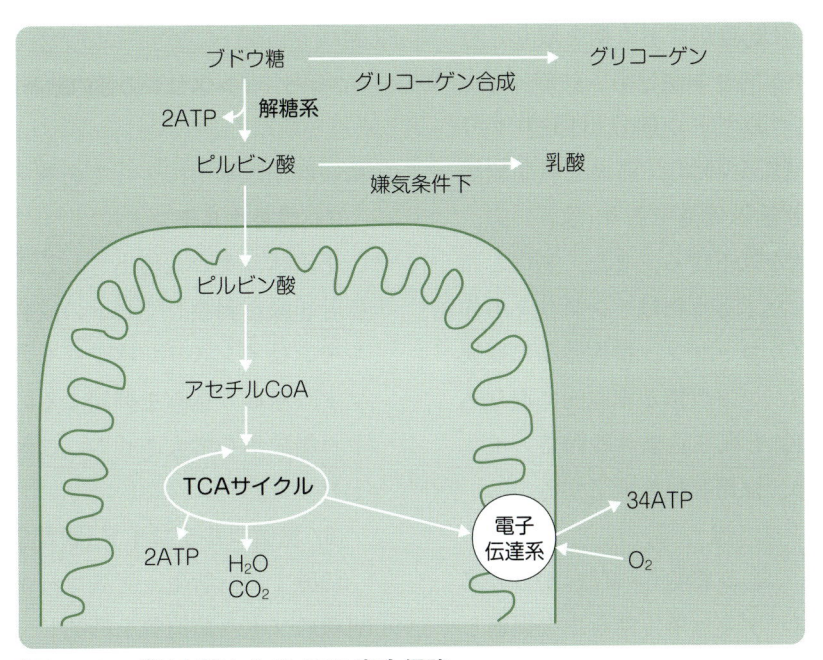

図3-1-4　ブドウ糖からのATP産生経路

乳酸，ピルビン酸などからブドウ糖が作られる（糖新生）。これらの機構は神経性調節と体液性調節によって厳重にコントロールされている。

1）神経性調節

肝臓を支配している自律神経である内臓神経（交感神経系）はグリコーゲン分解，糖新生を刺激して血糖値を高める。一方，迷走神経（副交感神経系）は逆にグリコーゲン合成を高め，糖新生を抑制して血糖を下げる方向に働く。「アドレナリンが出る」といわれるような著しい興奮状態では，まさに交感神経系が優位になり，血糖値が上がり，空腹とならないように作用している。

2）体液性調節（ホルモン）

コントロールシステムとしては神経性調節より重要で，血糖上昇作用を有するホルモンと血糖低下作用を有するホルモンのバランスによって調節される

表3-1-1 血糖の調節に関係するホルモン

血糖低下作用	血糖上昇作用	
インスリン	グルカゴン カテコラミン(アドレナリン) 甲状腺ホルモン 成長ホルモン 糖質コルチコイド(副腎皮質ステロイド)	インスリン拮抗ホルモン

(表3-1-1)。

血糖を上昇させるホルモンはグルカゴン、カテコラミン、甲状腺ホルモン、成長ホルモン、糖質コルチコイド(副腎皮質ステロイド)など複数あるが、血糖を低下させる作用を有するホルモンはインスリンだけである。生物は古来より飢えに苦しむことが多かったので、低血糖に対する防衛機構は高血糖に対するそれよりも発達している。

(1) インスリン

膵臓にある膵島(ランゲルハンス島)のβ細胞(B細胞)で合成される。β細胞がブドウ糖を取り込むことが刺激となり、インスリンが分泌される。

主たる作用は肝臓でのブドウ糖放出抑制(グリコーゲン合成促進、糖新生抑制)、筋肉と脂肪組織におけるブドウ糖取り込み促進であり(図3-1-5)、その結果として血糖値が低下する。また、筋肉と脂肪組織では取り込まれたブドウ糖はインスリンの作用により、それぞれグリコーゲン、中性脂肪に変換され蓄えられる。なお、ブドウ糖が細胞内に取り込まれる際には同時にK^+も取り込まれるので、インスリン作用が強まると、血清K値も低下する。

(2) グルカゴン

膵島(ランゲルハンス島)α細胞(A細胞)から分泌される。肝臓のグリコーゲン分解、糖新生を促進して血糖値を上げ、また脂質分解を促進し、インスリンの作用に拮抗する。グルカゴンの分泌は低血糖で誘発され、高血糖で抑制される。

(3) カテコラミン(アドレナリン)

肝臓のグリコーゲン分解を促進してブドウ糖を血中に放出し、血糖値を上昇させる。

(4) 甲状腺ホルモン

甲状腺ホルモンはほぼ全身の組織に作用し、新陳代謝やエネルギー代謝を促進する。インスリン分解の促進、細胞のアドレナリン感受性の増大、腸管の糖吸収増大作用によって血糖を上昇させる。

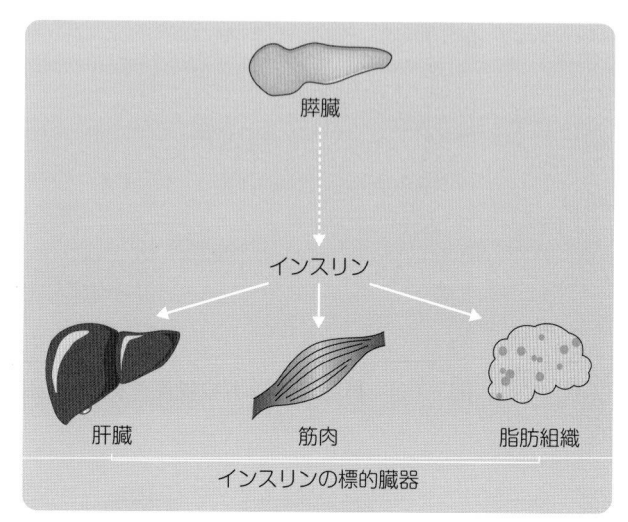

図3-1-5 インスリンの標的臓器

(5) 成長ホルモン

下垂体前葉から放出されるホルモンであり、骨や軟骨組織を刺激してヒトの成長を促進する。成長ホルモンはインスリン感受性を低下させ、細胞内へのブドウ糖取り込みを抑制する。一方、肝臓からのブドウ糖放出を増大させる。これらの結果、血糖値は上昇する。

(6) 糖質コルチコイド(副腎皮質ステロイド)

肝臓での糖新生、グリコーゲン産生を増大させ、組織のブドウ糖消費を抑制し、血糖値を上昇させる。さらには全身の細胞に作用して蛋白質や脂質の分解を促進し、糖新生の基質を増やす。またアドレナリンやグルカゴンや成長ホルモンなど、他のホルモンの働きを助ける作用もある。糖質コルチコイドの過剰により生じるクッシング症候群ではしばしば糖尿病を伴う。

まとめ

・糖質の消化・吸収：消化酵素により分解されてブドウ糖になり小腸から吸収される。

- ブドウ糖からのエネルギー産生：全身の細胞で解糖系→TCAサイクル→電子伝達系と代謝されてATPが産生される。中枢神経細胞はブドウ糖しかエネルギー源として利用できない。
- 糖質の貯蔵：グリコーゲンとして肝臓，筋肉で蓄えられる。
- 空腹・絶食時の血糖維持：短時間の空腹ではグリコーゲンからブドウ糖が作られる。長期間の絶食・飢餓状態では肝・腎においてアミノ酸，グリセロール，乳酸，ピルビン酸などからブドウ糖が作られる（糖新生）。
- 血糖の調節：神経性調節と体液性調節がある。血糖を上げるホルモンはグルカゴン，カテコラミン，甲状腺ホルモン，成長ホルモン，糖質コルチコイド（副腎皮質ステロイド）など複数あるが，血糖を下げるホルモンはインスリンだけである。

B 糖尿病の病態と治療

食生活・運動不足・ストレスなどを誘因に発症する生活習慣病は増加の一途をたどり，平成23年度の厚生労働省調査では，わが国の糖尿病患者は270万人，糖尿病が強く疑われる人は950万人にのぼった。

1. 糖尿病の病態

ブドウ糖は生体活動を営むための重要なエネルギー源の1つであり，血液を介してさまざまな臓器に供給されている。血糖値は血中のブドウ糖濃度を意味し，健常人では空腹時は70～110mg/dL程度である。食後は血糖値が一時的に上昇するが，140mg/dLを超えることはほとんどない。血糖値を管理するうえで必須のホルモンであるインスリンは膵臓のβ細胞から分泌され，その標的臓器に作用し，血糖降下作用を発揮する。インスリン標的臓器とは肝臓・筋肉・脂肪組織を指し，糖の貯蔵庫としての役割を果たすことで，血糖値の維持に関与している（図3-1-5）。β細胞は24時間にわたって持続的にインスリンを分泌し（インスリン基礎分泌），食物が消化・吸収されて体内に流入し血糖値が上昇しはじめると，β細胞はそれを感知し，インスリンを素早く大量に分泌する（インスリン追加分泌）。血糖値は，インスリン基礎分泌と追加分泌の組み合わせによっ

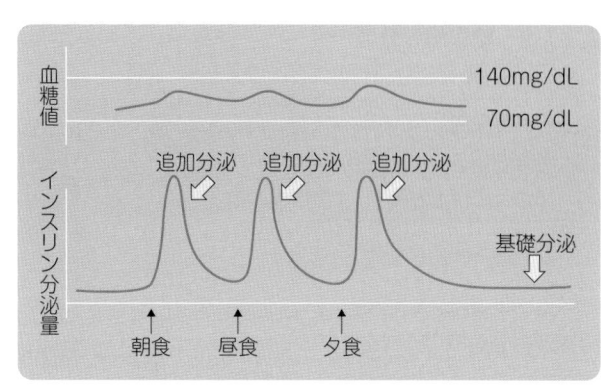

図3-1-6 健常人の血糖値と生理的なインスリン分泌

て巧みにコントロールされている（図3-1-6）。

糖尿病という病名は，文字どおり尿中に糖が出ていることに由来しているが，その本質は糖代謝の破綻に伴う血糖値の上昇を指す。糖代謝の破綻は，インスリン分泌量の低下に負うところが大きく，糖尿病患者ではβ細胞機能低下とともにβ細胞量そのものの低下が指摘されている。そのメカニズムとして，患者がもって生まれた体質（遺伝因子）と生活習慣が及ぼす影響（環境因子）が複雑に絡み合いβ細胞の障害や細胞死を誘導すると考えられている。

また，肥満や運動量の低下は，肝臓・筋肉・脂肪組織におけるインスリンの作用不全を誘導し，これをインスリン抵抗性と称する。すなわち，筋肉と脂肪組織におけるインスリン応答性の糖取り込みが低下し，肝臓では糖放出が亢進する。糖尿病では，インスリン分泌不全とその抵抗性の亢進に応じて血糖値が上昇する。

高血糖の状態が長期間続くと，血管内のブドウ糖はさまざまな蛋白質と結合する。この際，赤血球の蛋白質であるヘモグロビン（Hb）と結合したものがグリコヘモグロビンである。血糖値が高いほど形成されやすく，糖尿病の患者では顕著に増加する。血糖値は刻一刻と変化するが，グリコヘモグロビンの量は，患者の血糖値の平均的な状況によってゆっくりと変化する。HbA_{1c}は，グリコヘモグロビンの1つであり，この値を調べることで過去1～2カ月の血糖の平均的な状態を知ることができる。

2. 糖尿病の分類

日本糖尿病学会は，糖尿病を大きく4つに分類することを提唱している（表3-1-2）。

表3-1-2 糖尿病の分類

1. 1型糖尿病
2. 2型糖尿病
3. 妊娠糖尿病
4. その他の特定の機序,疾患によるもの

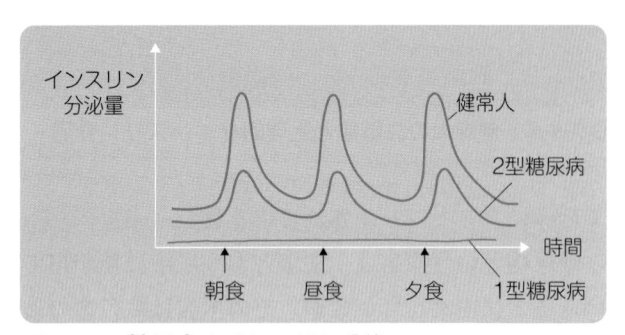

図3-1-7 糖尿病のインスリン分泌

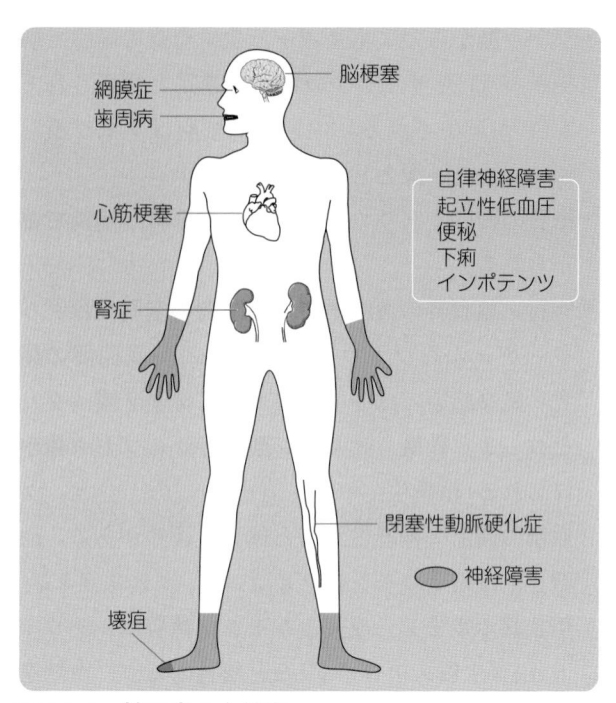

図3-1-8 糖尿病の合併症

1) 1型糖尿病

免疫の異常によりβ細胞が白血球などの免疫細胞による攻撃を受け,破壊されることによってインスリン分泌が低下し,糖尿病を発症する(図3-1-7)。典型的には若年で発症し,発症年齢のピークは10代にある。比較的短期間に高血糖をきたしやすく,口渇・多飲・多尿などの高血糖症状が診断のきっかけとなることが多い。

2) 2型糖尿病

肝臓・筋肉あるいは脂肪組織におけるインスリン抵抗性を背景とする糖尿病である。肥満や運動不足はインスリン抵抗性を誘導する。健常人では,インスリン抵抗性に対処するため,それに見合うようにインスリン分泌が増加することにより血糖値は正常域にとどまっている。しかしながら,インスリン分泌が十分に増やせない人は,血糖値が上昇し糖尿病を発症する(図3-1-7)。中高年が好発年齢であり,わが国では糖尿病患者の95％以上を2型糖尿病が占めている。

3) 妊娠糖尿病

妊娠中に血糖値が上昇し,多くは出産とともに血糖値が正常化する糖尿病である。胎盤から分泌されるホルモンがインスリン抵抗性を誘導することが発症の誘因となっている。健常人ではインスリン分泌が増加することで血糖値は正常域に維持されるが,妊娠糖尿病患者ではインスリン分泌の増加不全により血糖値が上昇すると考えられている。

4) その他の特定の機序,疾患によるもの

前述の1)～3)に当てはまらない糖尿病である。例えば,副腎皮質ステロイドの投与によって発症する薬剤性糖尿病や,肝硬変に伴う肝臓の糖貯蔵不全によって発症する二次性糖尿病はこちらに分類される。

3. 糖尿病の合併症

重症糖尿病の典型的な自覚症状は,口渇・多飲・多尿・体重減少であり,医療機関受診のきっかけとなる。ただし,自覚症状を伴うまで重症化する患者は一部であり,ほとんどの糖尿病患者は無症状であるため,自身が糖尿病であることに気づかない場合も多い。糖尿病自体は無症状であっても,放置した場合には後述する糖尿病合併症を発症し,それが重症化すると生活の質が低下し,生命の危機にさらされる危険性がある(図3-1-8)。

1) 糖尿病網膜症

糖尿病の管理が不十分であると,新生血管と呼ばれる脆弱な血管が増殖する。眼底出血などを契機に視力が低下し,最終的には失明に至る患者もいる。糖尿病網膜症は,わが国における失明の原因の第2位(第1位は緑内障)である。

2) 糖尿病腎症

尿を生成する腎臓は,老廃物の排出や体内の水分量を調節するという役割を担っている。腎障害が進

展すると，尿毒症性物質が体内に蓄積することにより全身倦怠感・食欲不振などの症状が出現し，尿量の低下から浮腫が出現する。末期腎不全に至った場合には，生命の維持のために人工透析療法が必要となる。わが国における人工透析導入の原因疾患の第1位は糖尿病腎症である。

3）糖尿病神経障害

糖尿病神経障害には，「手袋と靴下様」という表現があり，典型的には左右対称性に両足先，両手など末梢から障害されることが多い。症状としては，しびれ感や感覚鈍麻などがある。また，自律神経が障害された場合には，起立性低血圧，便秘，下痢などの症状が出現する。

4）糖尿病大血管症

糖尿病患者は，動脈硬化が進展しやすい。心筋梗塞あるいは脳梗塞を発症するリスクが，健常人と比較して2〜3倍高いと報告されている。また，糖尿病患者が心筋梗塞・脳梗塞を発症した場合には，その後の再発率も高いことが知られている。閉塞性動脈硬化症を発症し末梢の血流が低下した症例では，長距離の歩行で足に痛みを感じ，休むとその痛みが改善する「間欠性跛行」が出現する。

5）糖尿病足病変

末梢神経障害が進展した患者では，痛覚の低下に伴い，傷があっても痛みを感じにくいことがある。とくに，目が届きにくい足（足底）の傷は発見が遅れやすい。閉塞性動脈硬化症の合併による末梢血流の低下や，高血糖に伴う免疫力低下は創部感染症の増悪を招き，皮膚の蜂窩織炎へと進展する。さらに，皮膚組織が壊死し，黒く変色した状態を指して糖尿病足病変と呼ぶ。骨髄炎を併発した場合に，敗血症やそれに続く敗血症性ショックを防止するために該当部位を切断する場合がある。

上記以外にも，糖尿病患者は歯肉炎の合併率や，癌の発生率が健常人と比較して高いことが報告されている。

4．糖尿病の治療

糖尿病の合併症の発症，進展を抑制するためには血糖値を良好に維持し，血糖管理の長期的な指標となるHbA$_{1c}$値を目標値内にコントロールすることが推奨されている。

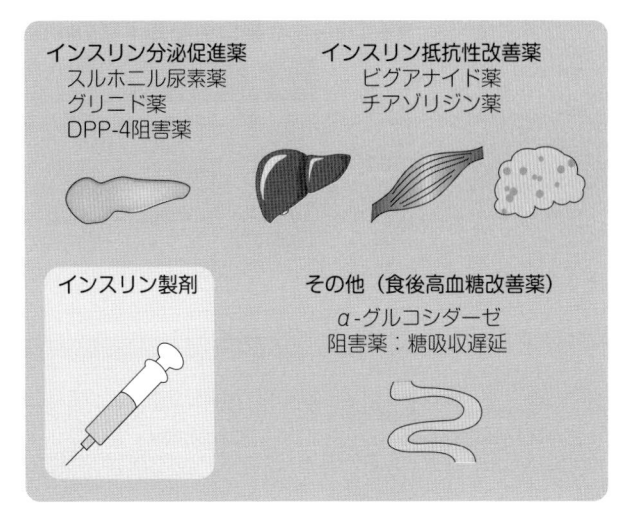

図3-1-9 糖尿病治療に用いる薬の分類

1）食事療法と運動療法

糖尿病治療の基本は，食事療法と運動療法である。食事療法の目的は，食事に由来する過剰なカロリーを制限することによって血糖値の改善を図ることである。糖尿病患者は，インスリンの分泌不全があるため，過剰な糖質の流入を防ぐと高い血糖改善効果が得られる。また，総カロリーの制限で体重は減少し，インスリン感受性が増加する。運動療法は，消費カロリーを増やすだけでなく，運動それ自体にインスリン感受性を改善させる効果がある。そのため，体重減少の有無にかかわらず血糖改善効果が期待できる。

2）経口血糖降下薬による治療

食事療法および運動療法でHbA$_{1c}$の値が目標を達成できない場合には，経口血糖降下薬やインスリンによる薬物療法を追加する。

経口血糖降下薬にはさまざまな種類がある（図3-1-9）。比較的軽症の糖尿病では，単剤で良好な血糖コントロールが得られるが，糖尿病の増悪に伴い作用機序の異なる薬の併用が必要となる。

糖尿病の病態を念頭に，インスリン分泌不全を標的とする薬，インスリン抵抗性を標的とする薬，その他の薬とに大きく分ける。主な経口血糖降下薬の種類や作用，具体的薬品名を表3-1-3に示す。

(1) インスリン分泌促進薬

①スルホニル尿素薬（SU薬）

膵臓のβ細胞からのインスリン分泌を促す薬剤である。糖尿病治療薬のなかで歴史が古く，確実な血糖降下作用を示し，わが国でもっとも多用されてい

表3-1-3 主な経口血糖降下薬の特徴

		主な作用臓器と作用	種類	主な副作用
インスリン抵抗性改善系	肝臓	インスリン抵抗性の改善	ビグアナイド薬	乳酸アシドーシス 胃腸障害 低血糖増強
	脂肪組織	インスリン抵抗性の改善	チアゾリジン薬	浮腫・心不全 肝障害 低血糖増強
インスリン分泌促進系	膵臓	血糖依存性のインスリン分泌促進とグルカゴン分泌抑制	DPP-4阻害薬	低血糖増強（とくにスルホニル尿素薬との併用の場合）
		インスリン分泌の促進	スルホニル尿素薬	低血糖
		より速やかなインスリン分泌の促進・食後高血糖の改善	グリニド薬（速効型インスリン分泌促進薬）	
食後高血糖改善系	小腸	炭水化物の吸収遅延・食後高血糖の改善	α-グルコシダーゼ阻害薬	肝障害 消化器症状（放屁・下痢・腹部膨満・便秘） 低血糖増強

〔2012年版「糖尿病治療のエッセンス」より抜粋し，一部改変（日本糖尿病対策推進会議）〕

る。血糖値にかかわらずインスリン分泌を強力に促し，作用時間も長い。そのため食間に低血糖発作を起こすことがある。

②グリニド薬

グリニド薬もβ細胞からのインスリン分泌を促す薬剤であるが，その作用時間はスルホニル尿素薬と比較すると短い。食事直前に内服することで食後のインスリン分泌を促し，食後高血糖の改善につながる。

③DPP-4阻害薬

高血糖時のインスリン分泌を増加させ，グルカゴン分泌を抑制する。血糖値が高いときのみインスリン分泌を増加させることから，DPP-4阻害薬の単独投与では低血糖発作を起こしにくい。ただし，スルホニル尿素薬と併用した場合には，高度の低血糖をきたす場合がある。

(2) インスリン抵抗性改善薬

①ビグアナイド薬

古くからある安価な薬剤である。肝臓からの糖放出の抑制，筋肉を中心とした末梢組織におけるインスリン抵抗性の改善や腸管からの糖吸収抑制などの効果を併せもつ。腎障害や脱水症がある患者に投与すると副作用として重度の乳酸アシドーシスをきたし，過呼吸，意識障害，循環不全を生じることがある。乳酸アシドーシスの発症はまれであるが，発症した場合には死亡率が高い（約50％）。

②チアゾリジン薬

脂肪細胞内の受容体に結合し，インスリン抵抗性を改善する。脂肪組織だけではなく，筋肉などの末梢組織インスリン感受性も改善する。肝臓からのブドウ糖放出も抑制する。

(3) その他（食後高血糖改善薬）

①α-グルコシダーゼ阻害薬

糖尿病患者は，インスリン分泌が低下するとともにその分泌が遅延するという特徴を併せもっている。食物が消化・吸収され，糖が体内へ流入するときに，インスリンの分泌が遅延すると食後の高血糖をきたす。α-グルコシダーゼ阻害薬は，糖の消化酵素であるα-グルコシダーゼの働きを阻害することで糖の吸収を遅らせ，それによって食後の高血糖を改善する。

3) インスリン療法

自己のインスリン分泌能が比較的残存している場合には，食事療法・運動療法に前述の経口血糖降下

表3-1-4 インスリン注射のタイミング，持続時間と主な製剤の比較

分類名		一般的な注射のタイミング	持続時間	主なインスリン製剤（商品名）
超速効型		食直前	3～5時間	ノボラピッド，ヒューマログ，アピドラ
速効型		食前30分	5～8時間	ノボリンR，ヒューマリンR，他
混合型	超速効型と中間型	食直前	18～24時間	ノボラピッド30・50・70ミックス，ヒューマログミックス25・50，他
	速効型と中間型	食前30分	18～24時間	ノボリン30R，ヒューマリン3/7，他
中間型		朝食前30分 or 就寝前	18～24時間	ノボリンN，ヒューマリンN，ヒューマログN，他
持効溶解型		就寝前 or 朝食前	約24時間	ランタス，レベミル，トレシーバ

〔2012年版「糖尿病治療のエッセンス」より抜粋（日本糖尿病対策推進会議）〕

薬を組み合わせることで血糖値の管理が可能である。しかし，インスリンの分泌が極度に低下している場合には，体外からインスリンを補う必要がある。

(1) 適　応

β細胞の破壊に伴いインスリン量が絶対的に不足する1型糖尿病は，インスリン療法の絶対的適応となる。また，2型糖尿病でインスリン分泌が残存していたとしても，食事療法，運動療法，および経口血糖降下薬によって血糖値の管理が十分でない場合にはインスリン療法が必要となる。妊娠糖尿病にも使用される。

(2) インスリン製剤の種類

インスリン製剤にもさまざまな種類がある（表3-1-4）。インスリンの生理的な分泌を念頭におくと整理しやすい（図3-1-6）。インスリンの追加分泌を模して，短時間に作用する製剤が，超速効型，速効型インスリンである。基礎分泌を模して，長時間にわたって作用する製剤が，中間型インスリン，持効溶解型インスリンである。短時間に作用するものと長時間にわたって作用するものを混ぜ合わせた製剤が混合型インスリンである。投与は基本的に皮下注射で行われる。医療機関で著明な高血糖を治療する際には，速効型インスリンを経静脈的に投与することもある。

①速効型・超速効型インスリン

食後高血糖の是正を目的として，1日3回各食前に投与する。速効型インスリンは，皮下注射をしてから血糖降下作用が発現するまでに時間がかかることから食事30分前の注射を必要とする。超速効型インスリンは，インスリンの構造を一部変更し，注射後速やかに血糖降下作用を発揮するように開発されたもので，食事直前の注射でよい。

②中間型・持効溶解型インスリン

インスリン療法が確立された当初は，速効型インスリンしかなく，24時間にわたりインスリンの補充が必要とされる場合には頻回に注射する必要があった。インスリンの注射回数を減らすために開発されたのが，緩徐に血糖降下作用が現れ，長時間作用する中間型インスリンである。さらに，インスリンの構造を一部変更し，ほぼ24時間にわたり安定した効果を発揮する製剤が持効溶解型インスリンである。

③混合型インスリン

皮下注射の回数を減らすことができる。混合製剤に記載されている「25」，「30」，「50」などの数値は，短時間に作用するインスリンの混合率を示している。例えば，「30」の場合には，速効型もしくは超速効型インスリンが30％混合されている。

(3) インスリン療法の実際

個々の糖尿病患者によって，補うインスリンの量やタイミングはさまざまである。患者ごとの病態，合併症，目標HbA$_{1c}$値を考慮しながら，インスリンの種類と投与回数が決定される。代表的な投与法

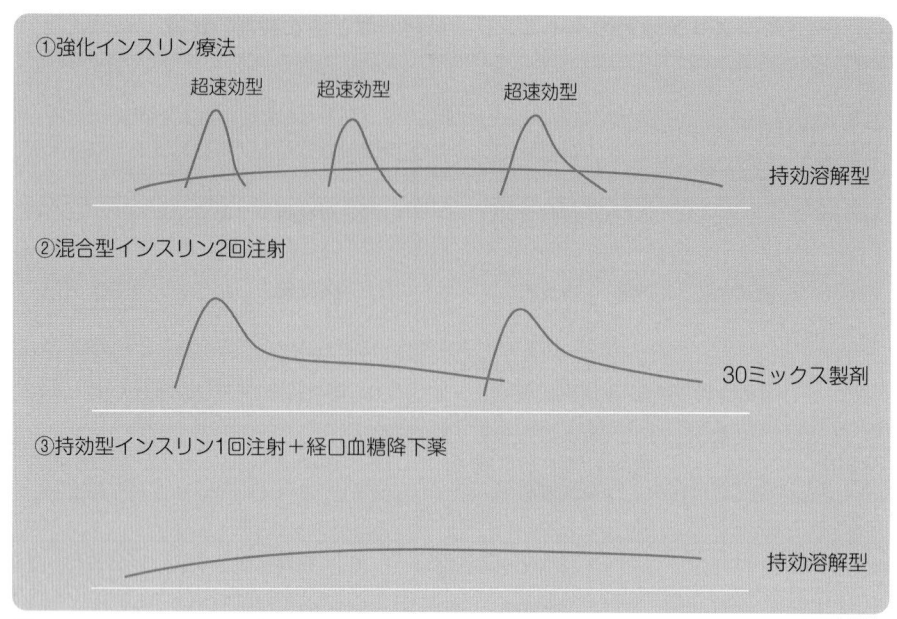

図3-1-10 インスリン療法別の血中インスリン濃度

として、①短時間作用型と長時間作用型インスリンを組み合わせ、生理的インスリン分泌の再現を目指した強化インスリン療法、②混合製剤2回注射療法、③経口糖尿病治療薬との併用による長時間作用型インスリン1回注射療法などがある（図3-1-10）。携帯型インスリン注入ポンプを用いて、インスリンを持続的に注入する方法もある。持続皮下インスリン注入療法（インスリンポンプ療法）と呼ばれる。いずれも、患者自身が、自己検査用血糖測定器を用いて自らの血糖値をチェックし、医師の指示で決められた範囲内でインスリンの投与量を調節する。

インスリン治療を行っている患者が感冒などにより食事が摂れない場合（シックデイ、p.51参照）であっても、血糖値はインスリン拮抗ホルモンの影響により上昇することが多い。そのためインスリンの中断は避け、その量を調整しながら使用することが推奨されている。

C 低血糖・高血糖の病態と対応

1. 低血糖の病態と対応

1) 低血糖の病態

血糖値は、空腹時は70〜110mg/dL程度の狭い範囲にコントロールされている。この範囲より血糖値が下がるとさまざまな症状が出現する。発汗、振戦、動悸などの低血糖症状があり、血糖値が70mg/dL以下の場合、低血糖と判断する。

2) 低血糖の症状

まず、空腹、欠伸などが出現し、倦怠感が強くなる。血糖値の低下に伴い、発汗、振戦、動悸などの交感神経症状が、次いで中枢神経症状が出現する。症状の個人差は大きい。とくに、低血糖を繰り返す傷病者などでは、血糖値と症状が大きく乖離することがある。高齢者では低血糖の際の交感神経症状が乏しく、中枢神経症状が中心となって認知症と誤認されることもある。低血糖に伴い生じる症状の例を、大まかな血糖値ごとに表3-1-5に示す。

(1) 交感神経症状

一般的には、血糖値がおよそ55mg/dLを下回るとインスリンに拮抗する（血糖を上昇させる）アドレナリン、ノルアドレナリンなどのホルモンの分泌が増加する。これにより出現するのが交感神経症状である。発汗、振戦、動悸、不安感、頭痛、顔面蒼白などがこれにあたる。中枢神経症状が出現する前の警告とされる。

(2) 中枢神経症状

血糖値がさらに低下すると、ブドウ糖の欠乏などにより中枢神経症状が出現する。眠気、脱力、めまい、集中力低下、見当識の低下、攻撃的言動などである。血糖値が30mg/dL程度となれば大脳機能の低下が著明となり、片麻痺、意識レベルの低下、痙攣、昏睡をきたし、時に致死的となる。なお、片麻

表3-1-5 血糖値と症状

血糖値 (mg/dL)	症　状
70未満	空腹感，欠伸，悪心
55未満	発汗，振戦，動悸，頻脈，不安感，熱感，頭痛，顔面蒼白
	眠気，脱力，めまい，疲労感，集中力低下，霧視，見当識の低下，攻撃的言動
30未満	片麻痺，意識レベルの低下，痙攣，昏睡，死

表3-1-6 低血糖をきたす原因・病態

経口血糖降下薬，インスリン*
アルコール多飲
肝不全
悪性腫瘍
胃切除後
インスリノーマ
副腎不全
下垂体機能低下症，など

* 糖尿病の治療中に低血糖をきたす要因(表3-1-7)を参照

痺は巣症状の1つであり，通常は脳卒中などの一次性脳病変を示唆する。しかし，二次性脳病変の原因となる低血糖でも時に片麻痺を認める。

(3) 低血糖の後遺症

重篤な低血糖により，死に至る場合がある。低血糖の状態が長時間にわたると血糖が回復しても意識障害が遷延する。低血糖を繰り返すと，高齢になってから認知機能の低下が顕著になるとも報告されている。

(4) 無自覚低血糖

通常，血糖が低下した際には空腹感を自覚し，さらに低血糖をきたした場合には動悸などの交感神経症状(警告症状)が出現するので，食事を摂ったりブドウ糖を摂取したりすることが促され血糖が上昇する。しかし，低血糖に曝される機会が増えるにつれ，低血糖を自覚する閾値が低下し，また低血糖時の拮抗ホルモンの反応も低下する。そのため，警告症状が出ずに，突然，意識障害などの中枢神経症状が出現するようになる。これを無自覚低血糖と呼ぶ。

3) 低血糖の原因

低血糖の原因として頻度が高いものを表3-1-6に示す。低血糖は，経口血糖降下薬とインスリンの使用が原因となることがもっとも多く，薬剤性低血糖と呼ばれる。これらの薬剤の使用に際し，留意すべき重要な副作用である。

(1) 経口血糖降下薬による低血糖

スルホニル尿素薬は低血糖を起こしやすい。とくに長時間作用のものは頻度が高く注意を要する。グリニド薬は，スルホニル尿素薬に比べれば低血糖を起こしにくいとされるが，いずれにしろこれらインスリンの分泌を促進する薬剤は，高齢者や，肝機能や腎機能が低下した者への投与には注意が必要となる。その他の経口血糖降下薬は，単独では低血糖の原因となることはまれであるが，他剤との併用時に低血糖を増強させる場合がある。

(2) インスリンによる低血糖

強化インスリン療法などにより，厳密に血糖値をコントロールしようとすると，重症低血糖の頻度が増加することが示されている。

(3) 薬剤性低血糖をきたす背景

新たな経口血糖降下薬やインスリン治療の開始，追加，種類の変更，増量，間違えなどが原因となる。また，これらの薬剤の作用を増強させる薬物(ワルファリン，アスピリン，非ステロイド系抗炎症薬など)の使用によっても生じる。腎機能が低下していると薬の代謝が遅延するため腎障害も誘因となる。シックデイ(p.51参照)もリスクとなる。

経口血糖降下薬やインスリンの種類や量などに変化がなくても，患者側で，食事を抜いたり，食事の量が少なすぎたりすると低血糖を生じる。下痢・嘔吐で食事が十分摂取・吸収されない場合も低血糖の原因となる。速効型インスリンの皮下注射の後や，インスリン分泌促進薬を服用した後に，食事時間が遅れた場合にも生じる。普段より激しい運動を行った場合にも低血糖を起こしやすくなる。運動により経口血糖降下薬やインスリンの効きがよくなるため，運動後，時間が経ってから低血糖を起こすこともある。またアルコール摂取でも誘発される(表3-1-7)。

(4) その他の原因による低血糖

糖尿病に伴う薬剤性低血糖以外にも，アルコール多飲，肝不全，悪性腫瘍，胃切除後，インスリノーマ，副腎不全，下垂体機能低下症などが，低血糖をきたす原因となる。

表3-1-7 糖尿病の治療中に低血糖をきたす要因

経口血糖降下薬やインスリンの種類，量を変更した。新しい薬を追加した
食事の量がいつもより少なかった。食事を抜いた
食事が遅れた
運動量がいつもより多かった
アルコールを（いつもより多く）摂取した

4）低血糖への対応

A（気道），B（呼吸），C（循環）の確認を行う。意識レベルが低下している場合には，気道確保を要する。

(1) 意識レベルが保たれている場合

一般に糖尿病患者やその家族は，低血糖を自覚した際には10g程度のブドウ糖を内服するよう，主治医から指導されていることが多い。この場合，ブドウ糖内服後15分程度待ち，改善がなければ繰り返す。できれば血糖値をチェックしつつ行う。ブドウ糖がない場合，角砂糖などの砂糖（ショ糖）でも代用できる。ただし，ショ糖はブドウ糖と果糖に分解されてから吸収されるため，ブドウ糖を直接内服する場合に比べると血糖値が上昇するまでに時間を要する。ショ糖の消化・吸収を遅らせるα-グルコシダーゼ阻害薬（アカルボース，ボグリボース，ミグリトールなど）を内服している場合には，効果発現までにさらに時間がかかる。手元にブドウ糖がない場合，「果糖ブドウ糖液糖」の表記のあるブドウ糖入り飲料を飲むのも効果がある。

(2) 意識レベルが低下している場合

一方，意識レベルが低下している場合は，経静脈的にブドウ糖を投与するのがよい。医療機関の場合は，必要に応じて気道確保を行い，呼吸，循環を評価したうえで血糖値を確認し，低血糖であれば50％ブドウ糖液を静脈内投与する。血糖値が上昇しない場合には繰り返し投与を行う。

意識レベルの低下があり，さらに静脈路確保に難渋する場合にはグルカゴンを通常1mg筋肉注射する。糖尿病患者はあらかじめグルカゴンを処方されていることがあり，家族がグルカゴンを投与している可能性もあるため，救急現場では，十分な情報を得るように努める。

血糖値が上昇し，意識状態が改善しても再度低血糖に陥る場合があるため，経過を観察する。血糖値が上昇したにもかかわらず意識レベルが速やかに改善しない場合には，①低血糖以外に意識障害をきたす原因がある，②低血糖状態が長時間続いたために脳が高度の障害を被っている，の2つの可能性を考慮する。

2. 高血糖の病態と対応

糖尿病の治療経過中に発生した外傷や感染症を契機として，血糖のコントロール状態が急激に悪化し，1日〜数日の過程で重篤な状況に陥ることがある。この病態はケトン体産生の程度に応じて糖尿病ケトアシドーシスと高浸透圧高血糖症候群（非ケトン性高浸透圧性糖尿病性昏睡）とに分類される。1型糖尿病では前者の，また2型糖尿病では後者の病態を呈することが多いが，両者がオーバーラップしている病態もみられ，いつでも単純に分類できるわけではない。

1）糖尿病ケトアシドーシス

(1) 病　態

多くは1型糖尿病にみられ，1型糖尿病の初発症状として生じる場合や，感染症併発などによりインスリンの作用が極度に不足して生じる場合がある。高血糖（≧250mg/dL）を認め，さらに遊離脂肪酸が動員されてケトン体が合成される。一部のケトン体は強い酸性を示すため，代謝性アシドーシスとなる（ケトアシドーシス）。外傷，ストレスなども契機となる。高血糖による多飲多尿からケトアシドーシスへの進行は，通常24時間以内と比較的急速である。

(2) 症　状

血糖上昇に伴い血漿浸透圧が上昇し，浸透圧利尿による多尿，脱水のため口渇，多飲，悪心・嘔吐，腹痛を訴え，低血圧，頻脈を認める。アシドーシスに対する呼吸性代償機転としての，速く深い規則正しい呼吸（クスマウル大呼吸）が特徴的であり，呼気は甘酸っぱいフルーツ様のアセトン臭を呈する。

(3) 対　応

インスリンによる血糖の管理と脱水の補正のための十分な輸液が必要である。進行するアシドーシスのため血清カリウム値の上昇を認めるが，インスリン治療の開始により，むしろ低カリウム血症をきたすためカリウム値の変動には注意が必要である。

2) 高浸透圧高血糖症候群

(1) 病態

従来，非ケトン性高浸透圧性糖尿病性昏睡と呼ばれていたが，ケトーシスを伴うこともあり，さらに昏睡までに至ることはまれであるため，高浸透圧高血糖症候群と称されることが多くなっている。

高浸透圧高血糖症候群は，2型糖尿病患者に多くみられ，中高年に多い。感染や，利尿薬の使用などによる脱水などがきっかけとなる。著しい高血糖（600mg/dL）となり，血漿浸透圧の上昇に伴って，浸透圧利尿をきたす。脱水の程度は糖尿病ケトアシドーシスよりも高度である。時にショック状態となる。アシドーシス，ケトーシスはないか，あっても軽い。高血糖症状の出現から重篤化するまでに数日経過することも多い。

(2) 症状

多尿，体重減少，全身倦怠感などが生じ，脱水に基づく多飲，頻脈，血圧の低下，皮膚や口腔粘膜の乾燥が出現する。さまざまな程度の意識障害を認め，失語，片麻痺などの巣症状を伴うなど多彩な神経症状を生じる。

(3) 対応

まず，バイタルサイン，意識レベルを評価する。気道に異常がある場合には，必要に応じて気道確保を行う。酸素投与を速やかに実施する。医療機関での治療の基本は，脱水の補正と電解質の補正，適切なインスリンによる血糖の低下，さらには発症のきっかけとなった原因の除去である。

・清涼飲料水症候群

「ペットボトル症候群」とも称される。

ジュース類を多飲することで生じる急性の糖尿病をいうことが多い。500mLのジュースにはおおよそ50g，スポーツドリンクにも30gの糖が含まれる。ヒトが1日に必要とする糖質は100g程度であり，ジュース類の多飲によって多くの糖質を摂取することになる。

過剰な糖質摂取に対してインスリンの供給が間に合わず高血糖状態となる。高血糖による利尿，口渇によりさらにジュース類の摂取が促され悪循環となる。ジュース類の多飲という生活習慣を起因とし，糖尿病ケトアシドーシスと同じ病態で発症することが多い。

状況などにより清涼飲料水症候群を疑うことがまずは重要である。血中カリウムが高値であることがあり，心電図モニターではT波の増高，尖鋭化，QRS幅の拡大などの有無に注意する。

・シックデイ

糖尿病患者が，感冒や急性胃腸炎などによって，食欲低下，発熱，嘔吐，下痢などをきたし，食事が摂れない場合やその期間をシックデイと呼ぶ。インスリン拮抗ホルモンの影響により，食事量が少なくても逆に血糖値は上昇する場合が多い。高血糖や糖尿病ケトアシドーシスを生じやすい。シックデイに際し，患者は，血糖の自己測定によるインスリンの調整や尿ケトン体の測定を主治医から指導されていることがある。

D 意識障害をきたす疾患とその鑑別

1. 意識とは

意識は，「覚醒」と「内容」の2つの要素からなる。「覚醒」とは刺激に対する反応であり，視床・視床下部から中脳・橋・延髄にかけて存在する上行性脳幹網様体賦活系が関与し，「内容」は外界からの刺激を統合した認知機能であり，両側の広範な大脳皮質が関与する。狭義の意識障害は覚醒の障害を指す。急性期の意識障害では視床・視床下部から脳幹にかけての障害，あるいは両側の広範な大脳障害が問題となることが多い。

2. 意識障害の原因（表3-1-8）

1) 一次性脳病変

脳自体に病変があって意識障害をきたす場合を一次性脳病変といい，原因としては脳血管障害や外傷，腫瘍，髄膜炎・脳炎などがある。大脳半球に局在する脳出血や脳梗塞などでは，片麻痺や失語症，共同偏視など局所神経所見を認めるが，重篤な意識障害をきたすことはない。しかし，局所病変やこれに伴う脳腫脹により頭蓋内圧亢進や脳ヘルニアを併発すると，脳幹部が圧迫され，覚醒機能の障害が起こり重篤な意識障害をきたす。

一方，出血や梗塞あるいは外傷などの病変が脳幹部に起こると，それ自体で覚醒機能が障害されて意識障害をきたす。

表3-1-8 意識障害をきたす病態と代表的な疾患

一次性脳病変(原発性脳障害)：頭蓋内に病変がある場合
内因性
脳血管障害
出血性：脳出血，くも膜下出血
閉塞性：脳梗塞(脳血栓，脳塞栓)，一過性脳虚血発作
脳腫瘍：原発性／転移性脳腫瘍
感染(炎症性)：髄膜炎，脳炎，脳膿瘍
てんかん
精神疾患：緊張型分裂病，(ヒステリー)
外因性(外傷性)：頭部外傷
二次性脳病変(続発性脳障害)：頭蓋外に原因がある場合
内因性
①循環障害：各種ショック，不整脈，アダムス-ストークス症候群
②低酸素血症：急性／慢性呼吸不全
③エネルギー源(ブドウ糖)の減少：糖尿病性低血糖発作
④異常体温：悪性症候群
⑤電解質の異常：低／高ナトリウム血症
⑥神経細胞の活動抑制
代謝性：糖尿病昏睡，肝性昏睡，内分泌疾患，各種ビタミン欠乏症，CO_2ナルコーシス
全身感染症：重症敗血症
外因性
非外傷性
①神経細胞の活動抑制
薬物：アルコール，薬物中毒(睡眠薬，向精神薬，麻薬，覚せい剤)
毒物：農薬(有機リン)，工業薬品(シアン)，一酸化炭素中毒
②異常体温：偶発性低体温症，熱中症
③循環障害：脱水症
外傷性
①低酸素血症：窒息
②循環障害：神経原性ショック，出血性ショック

(救急救命士標準テキスト編集委員会編：救急救命士標準テキスト，改訂第8版，第3巻，へるす出版，東京，2012，p.40．より引用)

また，髄膜炎・脳炎では両側の広範な大脳皮質が障害されることにより，意識の内容に障害をきたし，また脳幹機能低下により覚醒機能も障害される。

2) 二次性脳病変

脳はヒトの臓器のなかでもっともエネルギーを消費する。しかも脳細胞はそのエネルギー源の大部分を占めるブドウ糖を蓄えておくことができない。したがって，脳の機能を維持するためには，十分な酸素とブドウ糖を血流によって絶え間なく供給することが必要である。そのため，ショックなどによる脳血流の低下，呼吸不全による低酸素血症あるいは低血糖発作により脳機能は低下し，限界を超えると意識障害をきたす。

また，脳の代謝機能を安定して保つためには体内環境の恒常性も必要であり，体温の異常あるいは電解質の異常などによっても脳機能障害による意識障害をきたす。

さらに，尿毒症や肝不全などによる内因性，薬剤などの外因性因子による代謝障害によっても意識障害をきたす。

このように，脳以外の病変により脳機能が低下して意識障害をきたす場合を二次性脳病変という。

3. 原因の検索

1) 忘れてはならない代表的疾患とその特徴

意識障害の原因検索に際しては，一次性脳病変あるいは二次性脳病変，内因性あるいは外因性など系統的に検索することもよいが，救急の現場では落ち着いて考えることが難しいことも多い。そこで，忘れてはならない代表的疾患を覚えておくことも必要である。

また，意識障害をきたす疾患を鑑別することは，現場での対応(応急処置)や医療機関を選定するうえで重要である。しかし，詳細な検査などを行うことができない現場では，それらの疾患の特徴を理解しておくことが鑑別のために有用である。

意識障害をきたす代表的な疾患の特徴を表3-1-9にまとめた。また，表3-1-10に忘れてはならない疾患の覚え方の1例を示し，その順に従って解説を加える。

(1) 意識障害の原因となる薬物は麻薬・覚せい剤，処方薬である睡眠薬や向精神薬，市販薬の睡眠導入薬や感冒薬など多岐に及ぶ。注射痕の観察，精神疾患の既往，大量の薬の空きシートの存在が参考になる。また，服薬前後に電話やメールで知人に連絡していることも多い。有機リンなどの農薬やシアンなどの工業用品，一酸化炭素や硫化水素ガス，塩素ガスによる中毒もある。ビンの存在や状況評価が参考になるが，二次災害の危険が大きいので，安易に臭いを嗅いだり現場に立ち入ったりしないように注意する。

表3-1-9 意識障害をきたす代表的な疾患とその特徴

代表的な疾患	特徴
高血圧性脳内出血	突然の発症，片麻痺，瞳孔不同，高血圧
脳梗塞	高血圧症の既往，片麻痺，意識障害の程度は軽い，階段状に悪化
くも膜下出血	突然の頭痛，麻痺は少ない
髄膜炎	感冒様症状の先行，高熱，髄膜刺激症状
てんかん	てんかんの既往，脳外科手術の既往，痙攣発作の目撃
糖尿病昏睡	糖尿病の既往，インスリン・血糖降下薬の使用
薬物中毒	精神疾患の既往，薬の空袋
農薬中毒	農薬のビン，異様な臭い，嘔吐
偶発性低体温症	体温の異常低値，低温の環境下
重症感染症	高熱，既往歴，血圧低下
CO_2ナルコーシス	慢性呼吸不全の既往，SpO_2の低下，努力呼吸
アダムス-ストークス症候群	心電図上徐拍，中高年，動悸
血管迷走神経反射	若年，顔面蒼白，発汗，短時間の意識消失
ヒステリー発作	若年，発作による外傷なし

(救急救命士標準テキスト編集委員会編：救急救命士標準テキスト，改訂第8版，第3巻，へるす出版，東京，2012，p.41．より引用)

表3-1-10 意識障害の原因検索

忘れてはならない疾患
「まずい！ 意識に障害，試して酸素」

ま	：麻薬 →	薬物・毒物中毒
ずい	：髄膜炎 →	髄膜炎，脳炎，脳症，脳膿瘍
い	：インスリン →	低血糖，糖尿病昏睡(高血糖)
し	：失神 →	心血管性失神(ハート HEART)

    H Heart attack 急性心筋梗塞
    E Embolism 肺血栓塞栓
    A Aortic dissection 大動脈解離
    R Rhythm disturbance 不整脈(アダムス-ストークス症候群)
    T Tachycardia (Ventricular tachycardia) 心室頻拍

き	：胸部大動脈病変 →	急性大動脈解離
に	：尿毒症 →	尿毒症，電解質異常
しょ	：消化器 →	消化器・内分泌疾患(肝不全，甲状腺機能低下，消化管出血)
う	：うつ病 →	精神疾患
が	：外傷 →	頭部外傷，頸髄損傷，外傷性窒息，出血性ショック
い	：飲酒 →	アルコール
た	：体温 →	悪性症候群，熱中症，偶発性低体温症
め	：めまい →	脳幹梗塞，小脳出血・梗塞，椎骨動脈解離
し	：心筋梗塞 →	急性冠症候群
て	：てんかん →	痙攣
さん	：酸素 →	低酸素血症，高二酸化炭素血症
そ	：卒中 →	脳血管障害

(日本臨床救急医学会監：PCECコースガイドブック，へるす出版，東京，2008．より引用・改変)

（2） 髄膜炎・脳炎は，中枢神経の広範囲の感染症であり，脳や脊髄を覆う髄膜を主体に炎症をきたすものが髄膜炎，脳実質を主体に炎症をきたすものが脳炎である。脳膿瘍は，脳内の局所的な感染症である。いずれも意識障害をきたすことが多い。発症は緩徐で，発熱を伴う感冒様症状が先行することが多い。髄膜炎では項部硬直の出現が特徴的であるが，認めないこともある。

（3） 低血糖発作では脳のエネルギー源不足で意識障害をきたし，糖尿病昏睡では高血糖による高浸透圧やケトアシドーシス，脱水により神経細胞の活動が抑制される。糖尿病の既往が参考になるが，低血糖では発汗，頻脈など交感神経緊張症状がみられる。また，低血糖は糖尿病に関係なく食事量が少ないアルコール依存症の人にもみられる。高血糖やケトアシドーシスは治療放棄や蜂窩織炎（ほうかしきえん）などの感染症状に合併することも多い。ケトアシドーシスでは呼気にアセトン臭（しゅう）がする。意識障害の鑑別にはまず血糖チェックをすることが有用である。

（4） 失神とは"血圧の低下により脳全体の血流が低下して意識を失う"ことをいう。失神の原因としては迷走神経反射が関与する神経調節性失神が約8割を占めるが，重症度は低い。意識消失は数分以内の短時間であり，冷汗を伴うことも多い。腹痛や生理痛，排便や排尿時など迷走神経が刺激されるときに起こる。一方，心原性失神は頻度は低いが緊急度・重症度は高く，見逃してはならないものの1つである。急性心筋梗塞では心原性ショック，肺血栓塞栓症（はいけっせんそくせんしょう）では閉塞性ショック，急性大動脈解離では心タンポナーデや出血性ショック，心室頻拍や高度徐脈による心拍出量低下（しんはくしゅつりょう）などにより失神をきたす。突然の胸痛や背部痛，呼吸苦（く）が先行することが多い。また脈拍のチェック，モニター観察も重要である。

（5） 急性大動脈解離では解離が頸動脈や椎骨動脈（ついこつ）に及ぶことにより脳血流が低下し，意識障害をきたすことがある。左右・上下の四肢に血圧格差がみられることがあるので，意識障害の傷病者では四肢の脈拍触知と血圧測定を行う。

（6） 腎障害では尿毒症や電解質異常，アシドーシス，薬剤の代謝遅延による影響や溢水（いっすい）などが複合的に関与して意識障害をきたす。既存の腎疾患が増悪（ぞうあく）していることもあるが，敗血症（はいけつしょう）やショック，薬剤の影響などに続発する急性腎障害のこともある。全身の浮腫を伴うことが多く，呼気にアンモニア臭がする。代謝性アシドーシスに対する代償としての頻呼吸が観察されることもある。

（7） 消化器疾患では肝性脳症や消化管出血によるショック，内分泌疾患では甲状腺や副腎疾患が代表的である。肝性脳症では黄疸や肝性口臭（にんにく臭），クモ状血管腫，腹水，時に上肢に振戦（しんせん）がみられる。

（8） 精神疾患では統合失調症，うつ病，解離性障害などさまざまな疾患で意識障害がみられる。解離性障害（ヒステリー）では，上肢を顔の上に持ち上げて落としても顔を避けて落ちる（ドロップテスト）。

（9） 外傷では頭部外傷による一次性脳病変，窒息による低酸素血症，頸髄損傷による換気障害に伴う低酸素血症・高二酸化炭素血症あるいはショックなどによる二次性脳病変により意識障害をきたす。受傷機転や車の損傷部位，頭部の外傷痕，四肢麻痺や腹式呼吸，胸部の圧迫痕などを観察する。

（10） 飲酒ではアルコールによる影響のみならず，外傷や低体温，低血糖の合併にも注意を要する。

（11） 低体温では，意識障害が先行した結果として低体温を合併していることも多いので，注意を要する。

（12） めまいが先行して意識障害をきたした場合，緊急度・重症度が高い小脳出血・小脳梗塞，脳幹出血・脳幹梗塞に留意する。眼振（がんしん）の有無，意識障害が軽度であれば指（ゆび）・鼻（はな）試験などを試みる。

（13） 痙攣はてんかんだけではなく，電解質異常や内分泌疾患など多彩な原因で起こる。てんかん，脳卒中あるいは頭部外傷の既往，頭部手術痕が参考になる。

（14） 低酸素血症は呼吸器疾患だけではなく，心不全や腎不全，くも膜下出血に伴う肺水腫，肺血栓塞栓症，中枢神経障害にもみられる。高二酸化炭素血症はCOPD（慢性閉塞性肺疾患）が代表的であるが，中枢神経障害や薬物中毒，頸髄損傷による呼吸抑制でもみられる。

（15） 脳幹以外の脳内出血や脳梗塞では頭蓋内圧亢進がなければ強い意識障害はきたさない。脳幹病変では覚醒障害が強い。片麻痺や失語，共同偏視，顔面麻痺など局所神経所見を認めれば，大脳半球の高

表3-1-11 バイタルサインの異常ならびに随伴症状と代表的な疾患

	症状・所見	疾患
異常呼吸（リズムなど）	チェーン-ストークス呼吸	両側性の大脳半球深部および間脳，まれに橋上部の障害
	中枢性過呼吸	中脳下部から橋中部にかけての障害
	呼気休止性呼吸	橋上部から下部の高さの障害
	群発呼吸	橋上部から下部の高さの障害
	失調性呼吸	延髄の障害
	クスマウル大呼吸	代謝性アシドーシス（糖尿病昏睡など）
	喘鳴	気管支喘息，心臓喘息
脈拍・血圧など	急激な血圧上昇	高血圧性脳出血，くも膜下出血，高血圧性脳症
	急激な血圧低下	ショック，脱水，各種中毒（アルコールを含む），心不全，降圧薬など
	血圧の左右差	急性大動脈解離
	頻脈	感染症，心不全，中毒性疾患
	徐脈	アダムス-ストークス症候群，頭蓋内圧亢進，有機リン中毒
	不整脈	心房細動では脳塞栓
	頸静脈怒張	心不全，喘息重積発作，緊張性気胸，心タンポナーデ
体温	意識障害発症前から続く高熱	重症感染症，敗血症，髄膜炎
	意識障害発症以後の高熱	脳幹部体温調節中枢の障害
	高温多湿環境	熱中症
	体温の低下	アルコール，薬物中毒，粘液水腫，脱水，偶発性低体温症
	行動異常を伴う高熱	覚せい剤中毒

（救急救命士標準テキスト編集委員会編：救急救命士標準テキスト，改訂第8版，第3巻，へるす出版，東京，2012，p.50．より引用）

血圧性脳内血腫や脳梗塞の可能性が高い。血腫や浮腫の増大により脳ヘルニアを合併すると，意識レベルはジャパンコーマスケール（JCS）Ⅲ桁となり，瞳孔不同や失調性呼吸を呈する。重篤な脳幹病変では昏睡や除脳硬直が早期からみられる。くも膜下出血では局所神経所見は乏しく，意識障害の程度はさまざまで変動することもある。急激に意識レベルが悪化したときは再出血の可能性が高い。

2）意識障害の観察
（1）状況評価
意識障害事例では，傷病者からは直接聴取できないことが多いので，通報者からの情報を十分確認しておくことが必要である。

（2）初期評価
まず，A（気道），B（呼吸），C（循環）の評価を行い，異常があれば蘇生処置を行いながら搬送を優先し，原因の検索は後にする。A，B，Cに異常がなければD（中枢神経症状）の評価を行う。Dに異常があれば必要な処置を行いながら搬送を優先する。異常がなければバイタルサインの測定を行い，病歴の聴取，全身観察へ進む。呼吸様式およびバイタルサインの異常と代表的疾患について表3-1-11に示す。

表3-1-12 病歴聴取の項目

BAGMASK（バッグマスク）
B：病気・病歴
A：アレルギー
G：時間（J），glucose（グルコース＝ブドウ糖）
M：めし（最終食事摂取時刻）
A：ADL（日常生活動作）
S：主訴
K：薬

（日本臨床救急医学会監：PCECコースガイドブック，へるす出版，東京，2008．より引用）

（3）病歴の聴取
病歴の聴取は意識障害の原因検索においてきわめて重要である。原則的には全身観察と並行して行う。PCEC（Prehosipital Coma Evaluatiion and Care：意識障害病院前救護）に準じて「BAGMASK」の項目を聴取すると最低限必要な情報を得ることができる（表3-1-12）。

現病歴としては，初発症状は何か？（意識障害，胸痛，頭痛，発熱，痙攣など），発症は突然か緩徐か？随伴症状は？　倒れて頭を打っていないか？　を聞き出すが，本人から聞くことは困難であるため，目撃者を探すことが重要である。キーワードのみを聞

表3-1-13 発症様式から推測される疾患

1. 突然発症（分単位）
   くも膜下出血，高血圧性脳内出血，急性大動脈解離，不整脈
2. 急性発症（数分〜数時間）
   脳梗塞，急性冠症候群，低酸素血症，低血糖，薬物中毒
3. 亜急性（数時間〜数日）
   髄膜炎・脳炎，敗血症，肝性脳症，尿毒症，糖尿病昏睡
4. 徐々に（週単位〜）
   脳腫瘍，脳膿瘍
5. 再発
   てんかん，肝性脳症，低血糖，糖尿病昏睡，CO_2ナルコーシス

表3-1-15 既往歴から推測される意識障害の病態

既往歴	推測される病態
糖尿病	低血糖，ケトアシドーシス，高浸透圧性昏睡
高血圧	脳卒中，急性冠症候群，急性大動脈解離
心疾患	急性冠症候群，不整脈，脳梗塞
COPD	CO_2ナルコーシス，低酸素血症
肝疾患	肝性脳症，吐血による出血性ショック
腎疾患	尿毒症，電解質異常，肺水腫
内分泌疾患	甲状腺クリーゼ，副腎クリーゼ
頭部外傷，手術	症候性てんかん
アルコール依存症	ビタミン欠乏症，慢性硬膜下血腫，低血糖
精神疾患	薬物中毒，解離性障害，悪性症候群
癌	転移性脳腫瘍，癌性髄膜炎

表3-1-14 発症時の状況から推測される疾患

1. 周囲の状況から明らかなもの
   外傷の状況・身体所見：頭部外傷，頸髄損傷
   薬の空きシート・薬品のビン：薬物中毒
   多量飲酒，アルコール臭：急性アルコール中毒
   練炭・排気ガス：一酸化炭素中毒
   複数同時発生：有毒ガス，一酸化炭素中毒
   高温・多湿：熱中症
2. 前駆症状を伴うもの
   胸痛：急性冠症候群，急性大動脈解離，肺血栓塞栓症
   動悸：不整脈，低血糖，甲状腺クリーゼ
   背部痛：急性大動脈解離
   呼吸苦：肺血栓塞栓症，心不全，腎不全，COPD
   頭痛：くも膜下出血，髄膜炎・脳炎
   発熱：髄膜炎・脳炎，脳膿瘍，敗血症，熱中症
   痙攣：てんかん，不整脈，アルコール依存症
3. 幻覚・妄想を伴うもの
   精神疾患，覚せい剤中毒

表3-1-16 意識障害の原因検索に有用な身体所見

身体所見	疾患
眼球結膜・皮膚黄染	肝性脳症
顔面蒼白	ショック，低血糖
頸静脈怒張	急性大動脈解離による心タンポナーデ
甲状腺腫大	甲状腺クリーゼ
腹部膨満	肝性脳症，腹腔内出血
クモ状血管腫	肝性脳症
皮膚鮮紅色	一酸化炭素中毒
ばち指	COPDの増悪
浮腫	腎不全，心不全
アルコール臭	急性アルコール中毒
にんにく臭	肝性脳症
アセトン臭	糖尿病ケトアシドーシス
アンモニア臭	尿毒症
腐敗臭	嫌気性感染

くのではなく，具体的な表現で時間経過に沿って整理できるように聞き出すよう努力する．時間経過に関しても，突然とか，以前からといった表現ではなく，1時間とか数分とか具体的な時間を聴取する．発症様式から推測される疾患を表3-1-13に，発症時の状況から推測される疾患を表3-1-14に示す．

既往歴は病態解明の手がかりとなる重要な情報である．今までの大きな病気や外傷，手術について聞くが，具体的に代表的な病名をあげながら聞き出すこともよい方法である．とくに糖尿病の既往歴は重要であり，現場での血糖測定は大きな手がかりになる．既往疾患があれば通院している医療機関名や薬の内容も聴取する．表3-1-15に既往歴から推測される意識障害の病態を示す．

(4) 全身の観察
①身体所見

表3-1-16に意識障害の原因検索に有用な身体所見を示す．

a．視　診

頭部から胸部，腹部，四肢の順に全身を観察する．具体的には，眼瞼・眼球結膜（貧血，黄疸），頸静脈の怒張，頸部の腫大（甲状腺），腹部膨満の有無，皮

表3-1-17　各種神経所見と代表的な疾患

瞳孔異常
- 瞳孔不同：脳血管障害・頭部外傷などによる脳ヘルニア（鉤回ヘルニア）
- 両側縮瞳：橋出血，有機リン中毒，麻薬中毒
- 両側散大：脳ヘルニア末期（小脳扁桃ヘルニア），アルコール中毒，痙攣大発作中，蘇生後脳障害，抗コリン薬（アトロピン）
- ホルネル症候群：視床出血，延髄外側症候群

眼位の異常
- 共同偏視：大脳半球では病変側，脳幹病変では反対側
- 内下方視：視床出血
- 斜偏視：脳幹（橋）の病変

眼振：主にテント下病変
- 上向き眼振：中脳病変
- 下向き眼振：延髄あるいは上位頸髄
- 後退性眼振：中脳水道周辺病変

四肢運動機能
- 片麻痺：大脳・脳幹の病変
- 交叉性片麻痺：脳幹部の病変
- 四肢硬直（除脳硬直姿勢，除皮質硬直姿勢）
- 四肢麻痺：頸髄損傷，頸髄病変，脳ヘルニア末期（小脳扁桃ヘルニア）
- 周期性四肢麻痺
- 後弓反張：破傷風

病的反射
- バビンスキー反射：錐体路の障害

脳幹機能に関する反射の消失：脳幹の病変，脳ヘルニア末期（小脳扁桃ヘルニア）
- 角膜反射（綿棒で角膜に触れると閉眼する）
- 咽頭反射（咽頭を刺激すると嘔吐運動が起こる）
- 咳反射（喉頭・気管を刺激すると咳き込む）

髄膜刺激症状：項部硬直，ケルニッヒ徴候，ブルジンスキー徴候
- くも膜下出血，髄膜炎，脳炎

頭蓋内圧亢進症状：頭蓋内占拠性病変
- 頭蓋内圧亢進の3徴候（頭痛，悪心・嘔吐，うっ血乳頭）
- クッシング徴候（血圧上昇，徐脈）
- 大泉門の膨隆（乳児）

（救急救命士標準テキスト編集委員会編：救急救命士標準テキスト，改訂第8版，第3巻，へるす出版，東京，2012，p.49．より引用）

膚の状態（黄疸，クモ状血管腫，浮腫），指先（ばち指，チアノーゼ）を観察する。

b．聴診

頸部血管性雑音，呼吸音，腹部血管性雑音。

c．触診

腹部腫瘤や腹水。

d．その他

口臭など臭いを参考にする。ただし，硫化水素ガスや塩素ガス，農薬など二次災害の危険がある場合は行わないよう注意する。

②神経所見

表3-1-17に神経所見と代表的疾患を示す。

瞳孔所見，眼位，四肢運動機能，脳幹反射，髄膜刺激症状などを観察する。

3）病態・原因の判断

状況評価，初期評価，病歴聴取および全身観察で

58　第3章　血糖測定と低血糖発作へのブドウ糖投与

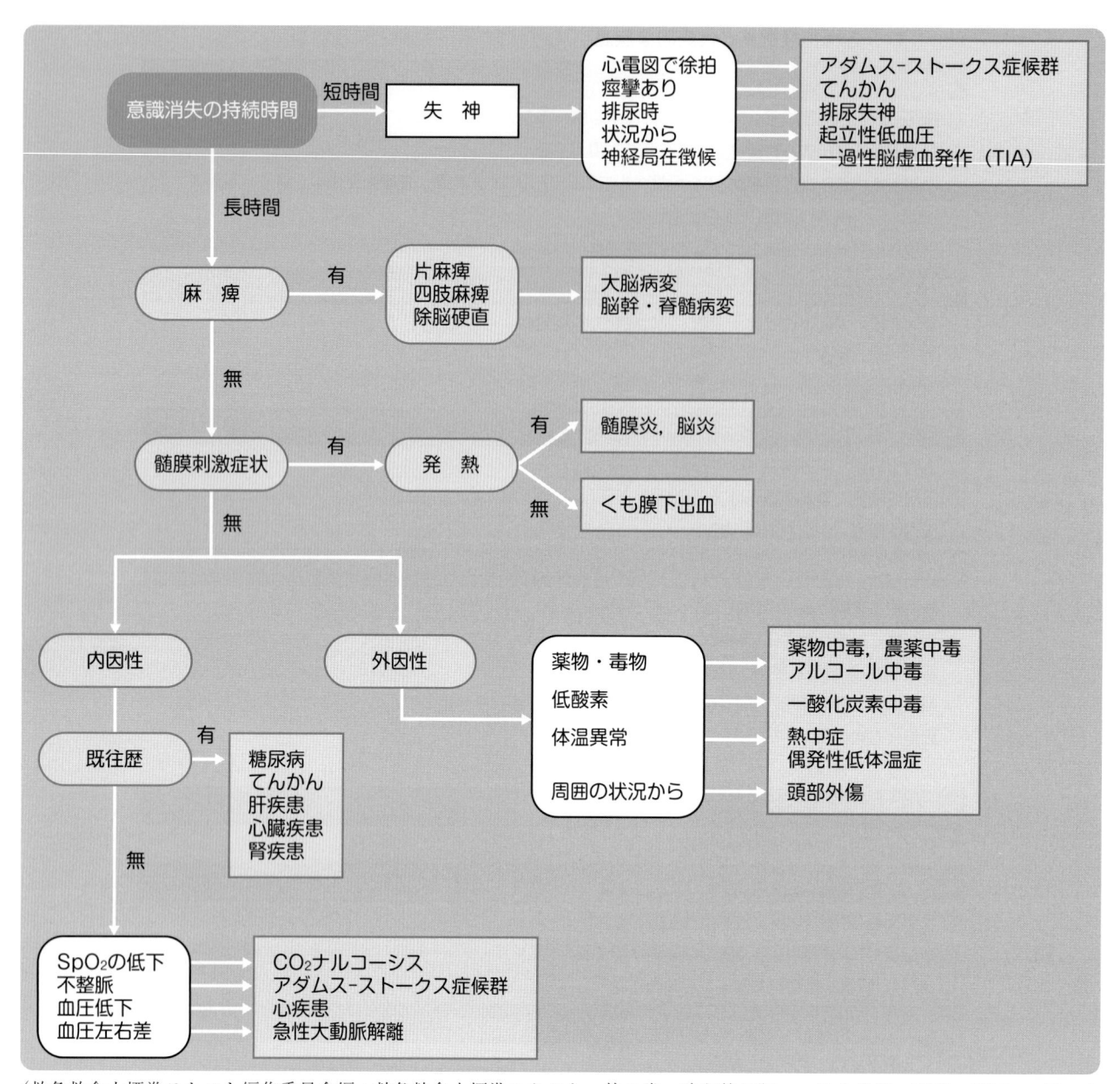

```
意識消失の持続時間 ─短時間→ 失神 → 心電図で徐拍 → アダムス-ストークス症候群
                                痙攣あり       → てんかん
                                排尿時         → 排尿失神
                                状況から       → 起立性低血圧
                                神経局在徴候   → 一過性脳虚血発作（TIA）
        │
       長時間
        ↓
       麻痺 ─有→ 片麻痺／四肢麻痺／除脳硬直 → 大脳病変／脳幹・脊髄病変
        │
        無
        ↓
    髄膜刺激症状 ─有→ 発熱 ─有→ 髄膜炎，脳炎
        │                └無→ くも膜下出血
        無
        ↓
   ┌─────┬─────┐
  内因性    外因性 → 薬物・毒物 → 薬物中毒，農薬中毒／アルコール中毒
   │                低酸素     → 一酸化炭素中毒
   │                体温異常   → 熱中症／偶発性低体温症
   │                周囲の状況から → 頭部外傷
  既往歴 ─有→ 糖尿病／てんかん／肝疾患／心臓疾患／腎疾患
   │
   無
   ↓
  SpO₂の低下／不整脈／血圧低下／血圧左右差 → CO₂ナルコーシス／アダムス-ストークス症候群／心疾患／急性大動脈解離
```

（救急救命士標準テキスト編集委員会編：救急救命士標準テキスト，第3巻，改訂第8版，へるす出版，東京，2012，p.51．より引用）

図3-1-11　意識障害の観察と判断

得られた情報から総合的に判断し，意識障害の病態・原因の判断を行う。原因を判断する際の大まかなフローチャートを図3-1-11に示す。しかし，急性大動脈解離や低血糖発作でも片麻痺や失語など局所神経所見が認められることもあり，また，髄膜炎・脳炎やくも膜下出血でも髄膜刺激症状がないことも多い。したがって，このフローチャートはあくまでも参考にすぎず，得られた情報から総合的に判断すべきである。また，現場ですべてを判断せずとも，いくつかの候補に絞るだけでも十分である。

参考：PCEC（Prehospital Coma Evaluation and Care：意識障害病院前救護）について

　救急隊員による意識障害傷病者の観察と処置の標準化のための学習プログラム。日本臨床救急医学会・日本救急医学会・日本神経救急学会の協力のもと作成された。救急隊員による観察・処置，搬送先選定について標準的な手法を確立することを目指している。医療機関内での意識障害患者に対する手順を示すACEC（Advanced Coma Evaluation and Care）と整合性をもっており，意識障害に関する活動プロトコールの準備のない地域での参考になるものと思われる。

第3章　血糖測定と低血糖発作へのブドウ糖投与

2　血糖測定とブドウ糖投与に関する基本的手技

A　血糖測定に用いる資器材とその取り扱い

血糖測定を迅速かつ的確に行うためには，血糖測定に用いる資器材の取り扱いに習熟するとともに，日頃の保守管理が重要となる。血糖測定に用いる資器材の例を写真3-2-1に示す。

1. 血糖測定器

血糖測定器にはさまざまな種類があり，その例を写真3-2-2に示す。主に，血糖測定器内にあらかじめ試験紙が内蔵された機器と，血糖測定器のセンサー差込口に試験紙を差し込むタイプがある。各血糖測定器の特性を十分に理解したうえで使用する。

1) 血糖測定器の原理

(1) 酵素比色法

試薬のついた試験紙(器種によって「チップ」，「センサー」などと呼ばれる)の所定の部分に血液をつけると，試薬に含まれる酵素と血液とが化学反応を起こし，色素が生じる。その色素に特定の波長の可視光線を当て，反射光の減少を測定して，血糖値に換算する。リトマス試験紙のように，色の変化で値を求める方法である。

(2) 酵素電極法

試薬にはグルコース酸化酵素と電子伝達体が塗布されており，試験紙に血液をつけると，血中グルコースが酵素と反応して電流を生じる。その電流値から血糖値を求める方法である。

2) 構造および特徴

器種によって構造はそれぞれ異なるが，代表的な器種の構造，機能などを説明する(写真3-2-3)。

(1) 本　体

小型化，軽量化が進み，携帯性に富んでいる。
電池により動力を供給する器種が多い。

(2) 画　面

測定値の単位は mg/dL で表記される。
測定値が視認しやすいように液晶表示が大きく，起動時に操作要領がわかるような図や文字を表示する器種が多い。

(3) 電　源

電源ボタンを押し下げることで，血糖測定器が起動する。

(4) 試験紙

血糖測定を実施する際に事前に試験紙を装着し，試験紙に血液をつける。器種によっては，ドラムやディスクで複数回ぶんの試験紙を内部に収納しているものもある。

(5) 試験紙の排出

試験紙に直接触れずに廃棄できる器種がある。

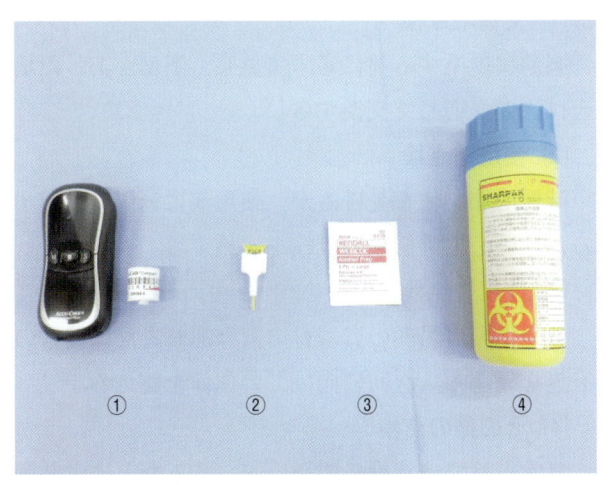

写真3-2-1　必要な資器材の例
①自己検査用血糖測定器と試験紙ドラム，②採血用穿刺器具，③酒精綿，④廃棄用ボトル(廃棄ボックス)

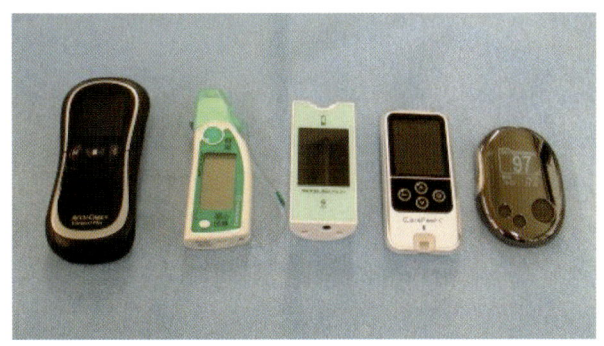

写真3-2-2　血糖測定器の例

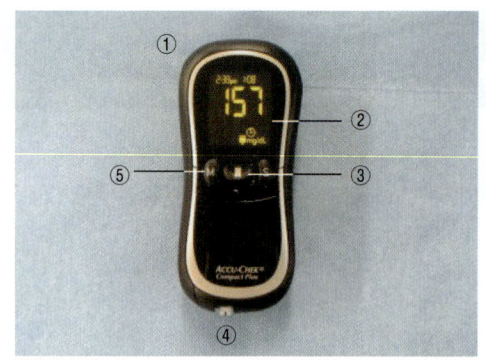

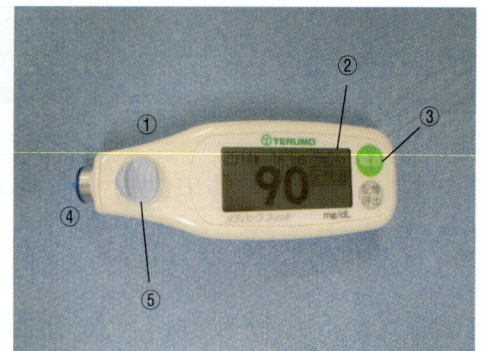

写真3-2-3　血糖測定器の構造
①本体，②画面，③電源ボタン，④試験紙，⑤試験紙排出ボタン

3）測定値に影響を与える因子

(1) 酸素分圧
酵素電極法のなかには，検体血液中の酸素を利用するものがある。その場合，溶存酸素の量で血糖値に誤差が生じることがあり，酸素投与によって血糖値が低くなることがある。ただし，通常の指先や手掌での血糖測定では，ほとんど影響はないと考えられている。

(2) ヘマトクリット
ヘマトクリット値が20～60％の場合，測定値に誤差は生じない。ヘマトクリット値が20％以下の極度の貧血になると血糖値が高めに，新生児などヘマトクリット値が55％以上では低めに測定される。

(3) 透析や輸液の影響
マルトースを含む輸液，イコデキストリンを含む透析液を使用中の患者では，測定法によっては，実際より血糖値が高くなることがある。

(4) 測定部位
一般的に，測定部位により血糖値に差が出ることはないといわれる。しかし，以下の際には注意が必要である。
①低血糖の可能性があるとき
②高血糖の可能性があるとき
③インスリン注射の直後や食後など，血糖値が変動しているとき

この場合，前腕部での採血を避け，指尖部で採血する。前腕部は指尖部に比べて動脈分枝が少なく，皮静脈の血流速度が遅い。そのため，急激に血糖値が変動する場合，前腕部での血糖値はその変動から20～30分の遅れを生じることになる。

(5) 環境温度
環境温度が適正範囲を超えると，測定値に誤差が生じる（実際の値より低くなる）ことがある。範囲外の場合，測定不可の温度マークが表示されることが多いが，器種によっては測定できるものがある。適正温度の範囲は測定器や試薬の種類により異なるため，使用するものを確認しておく。一般に以下のような注意が必要である。

①低温環境下にあった測定器は，測定不可の温度マークが消えても，すぐには使用しない。
②測定器と試薬は同じ条件下で保存したものを使用する。

4）日常点検
血糖測定器の外観，電源を入れたときの作動状態，液晶表示状況，バッテリー残量などを確認する。
日常点検の区分は交替時点検，使用前点検および使用後点検に分けられる。各点検について以下に説明する。表3-2-1には日常点検の内容を示した。

(1) 交替時点検
当務に就業する前に必ず実施し，不備があった場合は必要に応じて交換する。

(2) 使用前点検
時間的な制約を受けるが，使用前に適切に使用するための必要最低限の点検を実施する。

(3) 使用後点検
救急活動現場への資器材の置き忘れまたは異常の有無を確認し，次回に向けての準備を整える。

(4) その他の点検
日常点検では特段必要ないが，落下などにより強い衝撃を与えた場合，しばらく血糖測定器を使用しなかった場合，または血糖測定の結果が傷病者の観

2 血糖測定とブドウ糖投与に関する基本的手技　61

表3-2-1　日常点検の内容

点検項目	点検内容
員数点検	・本体，付属品の員数があるか ［①血糖測定器，②試験紙，③穿刺器具，④酒精綿，⑤廃棄用ボトル（廃棄ボックス）］ ・予備はあるか
外観点検	・血糖測定器，穿刺針の変形，損傷がないか ・試験紙，酒精綿の使用期限は適切か ・試験紙，酒精綿の密封状態は適切か
作動点検	・電源を入れた際の作動状態が正常か ・血糖測定器の画面表示は正常か ・バッテリーの残量表示は適切か ・日時は正確か

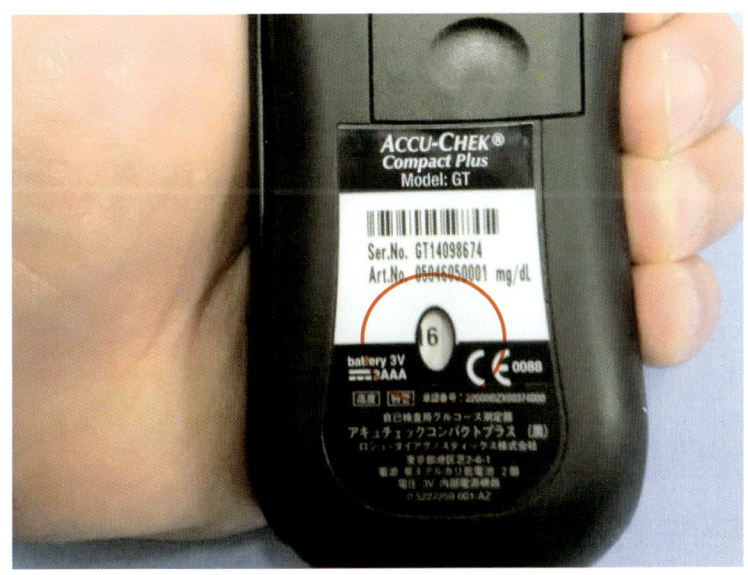

写真3-2-4　試験紙の残量確認

察結果や医療機関の血糖測定の結果と明らかに異なる場合は，点検を行う。

その器種の取扱説明書などに従い，コントロール液を用いた点検や血糖測定器の光学測定部周辺のクリーニングを実施する。

①コントロール液を用いた点検

血糖測定器によっては，コントロール液を用いた点検によって，精度をチェックする。

②クリーニング

光学測定部の周辺に血液などの汚れが付着する場合がある。また測定部を清潔に保つため，クリーニングを定期的に実施する。

③試験紙の残量確認

試験紙が内蔵された測定器では，試験紙の残量を確認しておく（写真3-2-4）。試験紙ドラムの残量を確認し，「0」であれば，新しい試験紙ドラムに変更しておく（写真3-2-5）。

④保管

血糖測定器を環境温度の範囲内の場所に保管する。野外での雨天などによる水濡れに注意する。

5）血糖測定器の選択

簡易血糖測定器は，器種によって長所・短所がある。地域のメディカルコントロール（MC）協議会の助言に基づいて血糖測定器を選定する。以下の点に留意する。

①血糖測定器の適切な環境温度は，一般的には14～40℃といわれている。器種によってはそれ以下では正確に測定できない場合がある。環境温度の下限が低いものが望ましい。

②コントロール液を用いた保守点検ができる器種

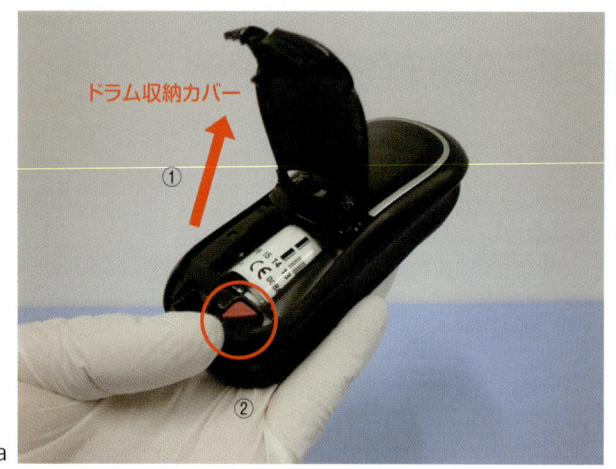

①ドラム収納カバーを開ける
②赤いボタンを押す

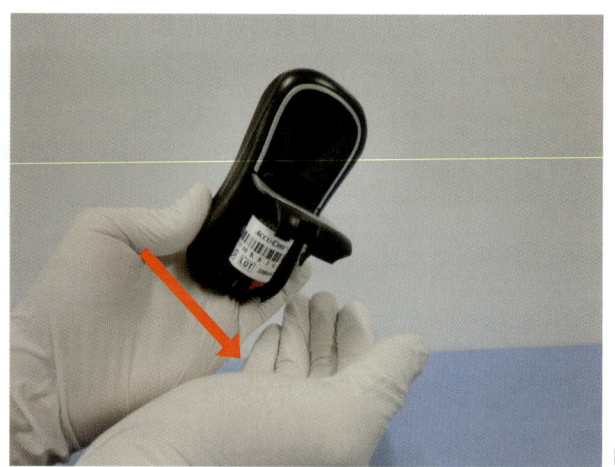

本体を傾けて取り出す

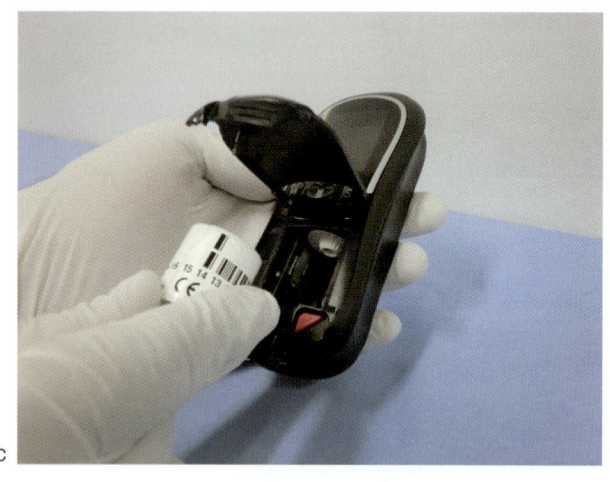

新しい試験紙ドラムをドラム収納部に入れ，収納カバーを「カチッ」というまで閉める。その際に，試験紙ドラムの向きに注意する

写真3-2-5　試験紙ドラムの交換方法

が望ましい。
　③測定範囲の上・下限の幅の大きいものが望ましい。

2. 穿刺器具など

1）穿刺器具（写真3-2-6）

　傷病者の皮膚を穿刺し，血糖測定に必要な血液を採取するために用いる。
　穿刺器具には大きく分けて3種類ある。
　　a：器具自体が使い捨て
　　b：針と針周辺部分が使い捨て
　　c：針のみが使い捨て
　aおよびbのタイプは，器具自体または針と針周辺部分が使い捨てのため，使用後，確実に針（針周辺部分を含む）を廃棄すれば血液感染を防止できる。救急業務に適している。

　cは針自体は使い捨てであるが，器具自体（針周辺部分）に血液が付着する可能性があり，感染のリスクが生じる。そのため複数の傷病者への使用が禁じられている。救急業務には適さない。

2）酒精綿

　穿刺部周辺の皮膚を消毒する目的で用いる。消毒用エタノール液を用いた酒精綿が適当である。1回分ずつ分封されている製品が衛生上便利である。

3）廃棄用ボトル（廃棄ボックス）

　穿刺器具，試験紙および血液のついた酒精綿など，感染の危険がある廃棄物を収容するために用いる。

4）感染防止のための消耗品など

　標準予防策の一環として，ディスポーザブル手袋などを着用する。

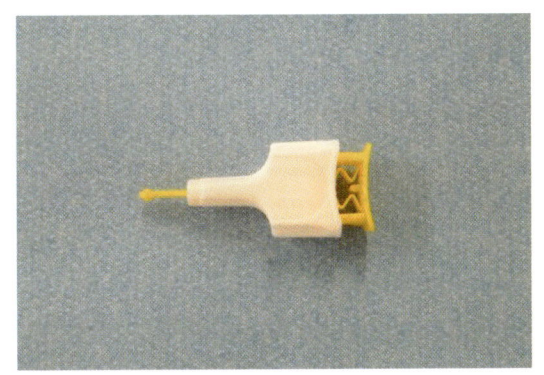

2　血糖測定とブドウ糖投与に関する基本的手技　63

a：器具自体が使い捨て

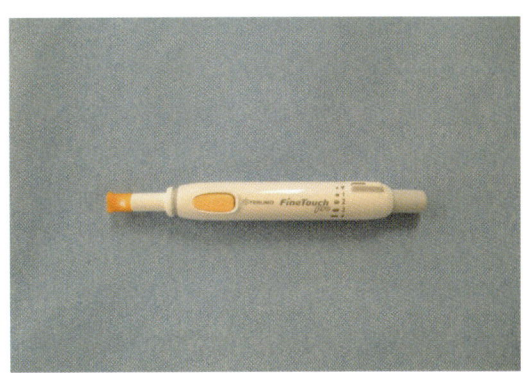

b：針と針周辺部分が使い捨て

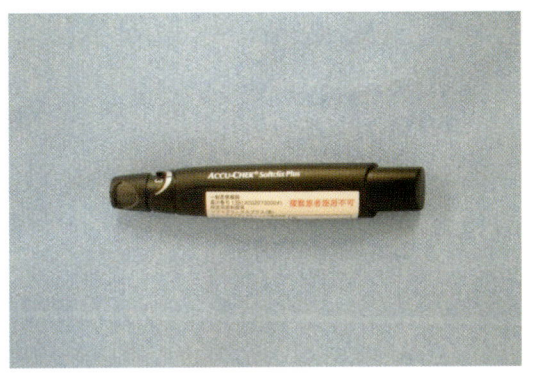

c：針のみが使い捨て（救急業務には適さない）

写真3-2-6　穿刺器具の例

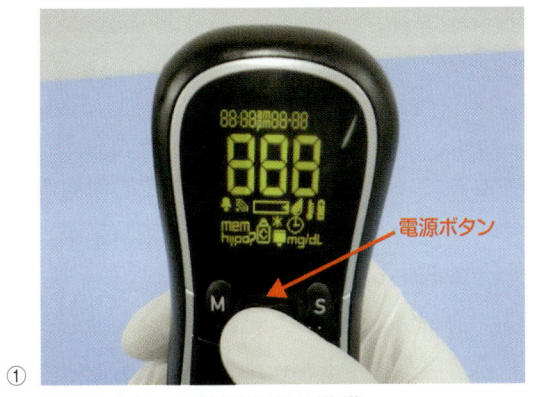

① 電源ボタン

② 試験紙飛出口

写真3-2-7　血糖測定器の準備

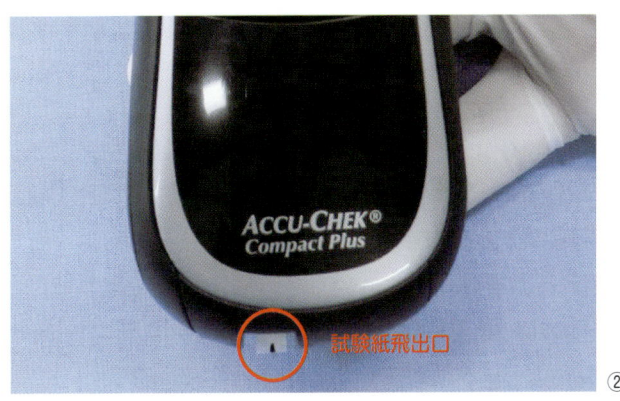

B　血糖測定の実際

1. 目　的

意識障害を呈する傷病者の血糖値を明らかにすることで意識障害の鑑別を行い、適切な処置と搬送先の選定に資することを目的とする。

2. 事前準備

傷病者の血液を取り扱うため、手袋などを用いて感染防御を行う。資器材の準備として、血糖測定器、穿刺器具、酒精綿、廃棄用ボトルを準備する。

血糖測定の穿刺部位は中指、環指などの手指を原則とし、血糖測定に必要な出血量を確保するために血糖測定を行う腕を体幹より少し低くする。指先が冷たい場合は、隊員の手でしばらく包むなどして温める。

3. 血糖測定の手順

1）血糖測定器の準備（写真3-2-7）

血糖測定器の電源ボタンを押し下げて電源を入れ、画面が適切に表示され、試験紙飛出口に試験紙が充填されたことを確認する。

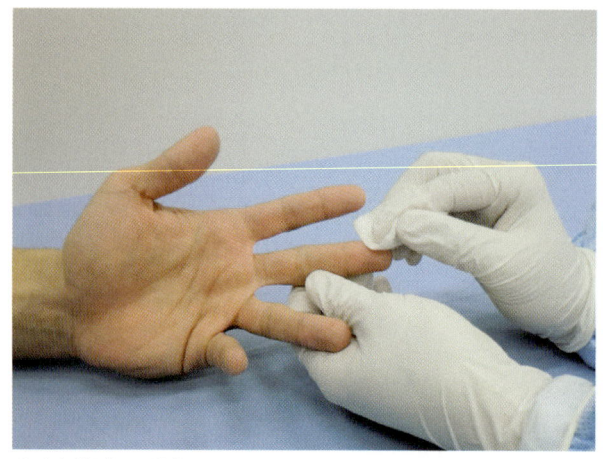

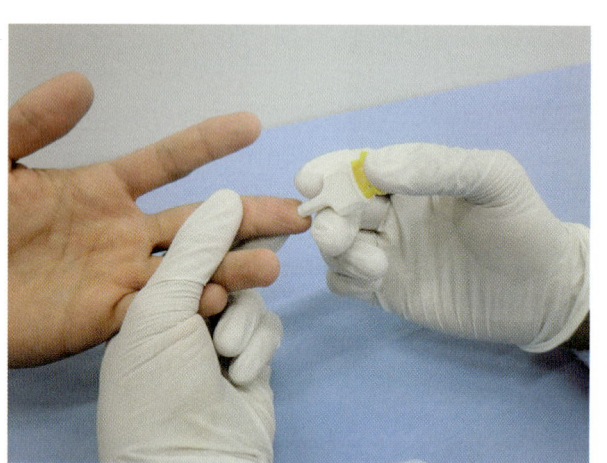

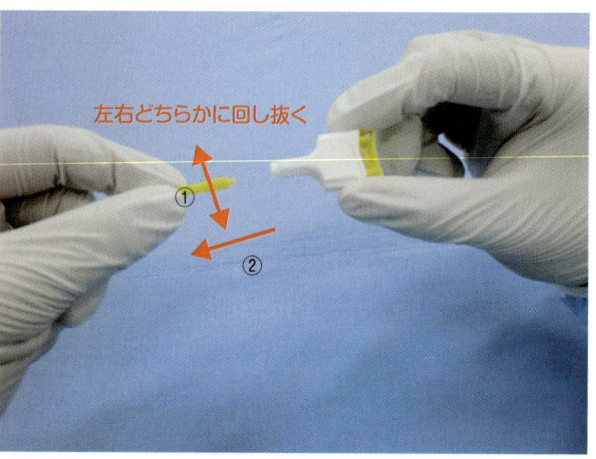

①穿刺部位の消毒
②安全キャップの取り外し（左右どちらかに回し抜く）
③穿刺と穿刺部周辺の圧迫
④穿刺器具の廃棄

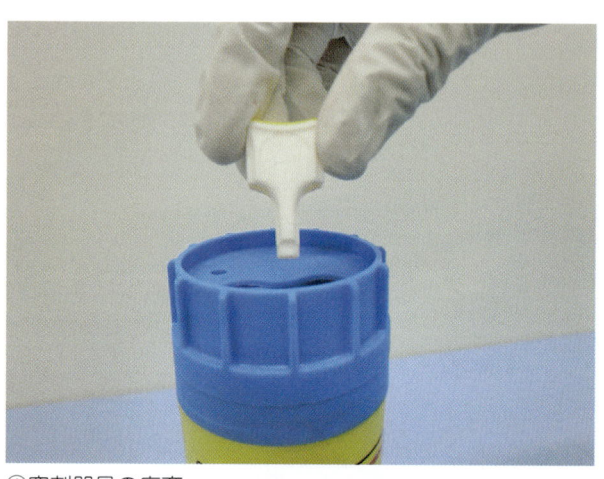

写真3-2-8　手指の穿刺の手順

2) 手指の穿刺 (写真3-2-8)

(1) 穿刺部位を酒精綿で消毒する。

(2) 穿刺器具を保持し，先端の安全キャップを取り外す。その際，必要に応じて針の深さを調整する。

(3) アルコールが乾いているのを確認する。穿刺器具の先端を穿刺部の皮膚にしっかりと密着させて穿刺する。穿刺部位を机や台の上に載せて固定し，安定した状態で穿刺するのもよい。穿刺後，十分な血液が得られない場合には穿刺部の周囲をうっ血させる (写真3-2-9)。指尖部で穿刺する場合，指の付け根から指先に向けて全体をしぼり出す。

(4) 穿刺後は，速やかに穿刺針などを廃棄用ボトルに廃棄する。

(5) 再穿刺する場合は，そのつど，新しい穿刺針を使用する。

3) 血糖値の測定 (写真3-2-10)

(1) 試験紙の所定の部分に血液をつける。血液をつけるとブザーが鳴り測定が開始される (写真3-2-10の器種では，検体量1.5μL，測定時間約5秒)。

(2) 血糖測定器の液晶画面に測定結果が表示されるので確認する。

(3) 血糖値を確認後，電源ボタンを押し下げて，試験紙を廃棄用ボトルに排出する。

4) 穿刺部位の止血 (写真3-2-11)

酒精綿などを用いて穿刺部位を圧迫止血する。しばらくの後，圧迫を解除し，止血したことを確認する。

5) 留意点

(1) 穿刺時の痛みや出血などについて，本人もしくは関係者に十分な説明を行う。

(2) 指尖部で穿刺する場合，指腹より爪脇のほうが，組織液の混入がないため，正確な値が得られる場合がある。

(3) 指先が冷たい場合は，手掌，耳朶（じだ）などを触り，一番温かい部位を穿刺部とするのもよい。

(4) アルコール消毒後は十分に乾燥させる。

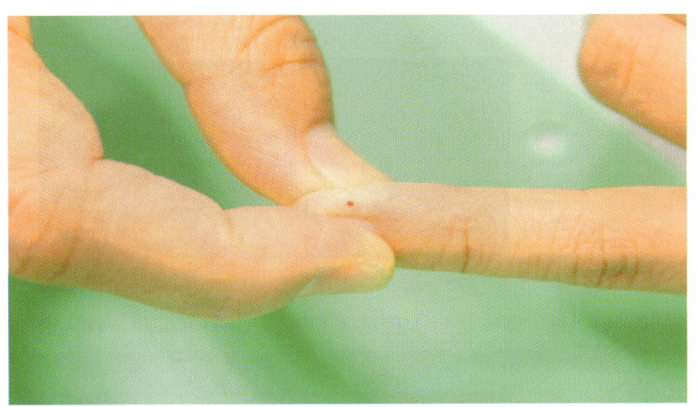

a：穿刺した部分のみを圧迫した悪い例
指先だけをしぼり出している

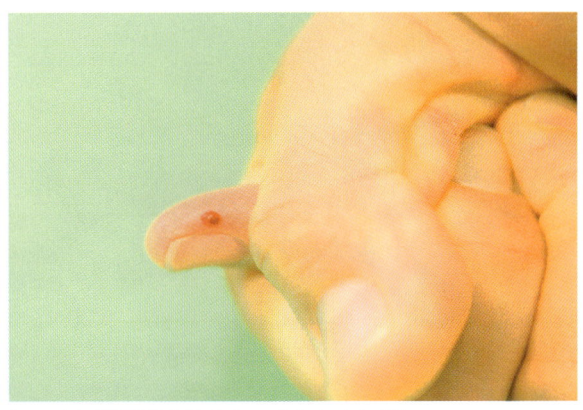

b：穿刺部周辺全体をうっ血したよい例
指の付け根から指先に向けて全体をしぼり出している

写真3-2-9　うっ血のコツ

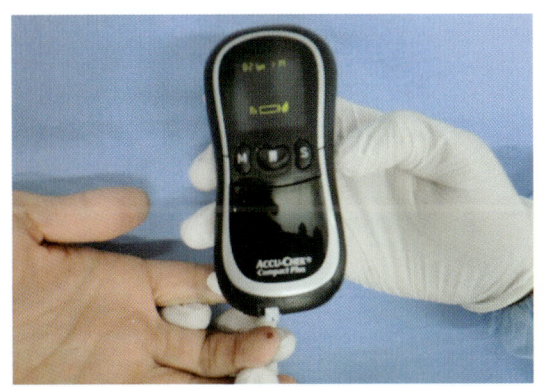

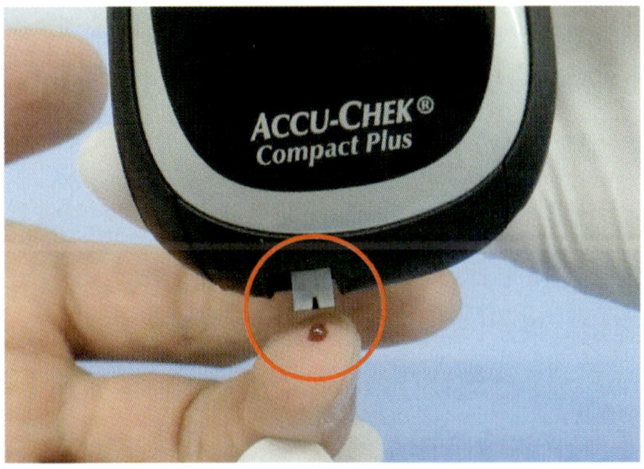

①試験紙に血液をつける

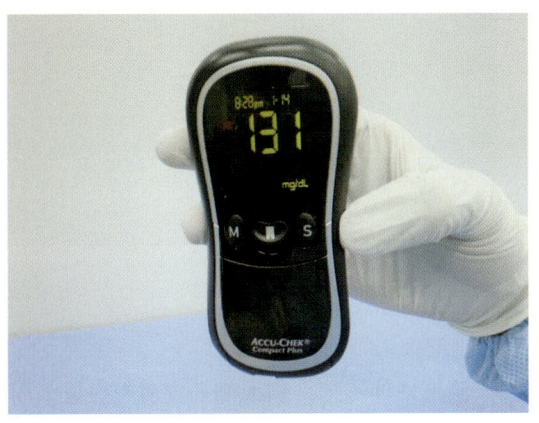

②血糖値が表示される 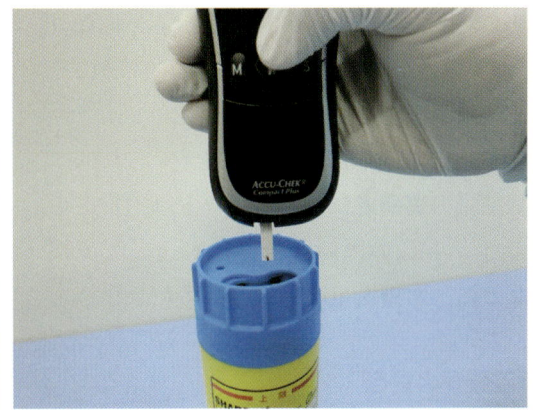　　③試験紙を廃棄する

写真3-2-10　血糖値の測定の手順

（5）穿刺の際には，声かけをしながら実施する。穿刺時の腕の逃避反応には十分注意する。

（6）血液を必要以上に強くしぼり出さない。組織液など血液以外の液体が混ざることがある。

（7）穿刺でしぼり出した血液量は十分でも，センサーに十分な量の血液がついていないことがある。なお，器種によっては検体量が足りなくても測定が開始され，不正確な結果が表示されることがある（写真3-1-12）。

（8）試験紙，穿刺針，酒精綿は，感染性廃棄物として取り扱う。

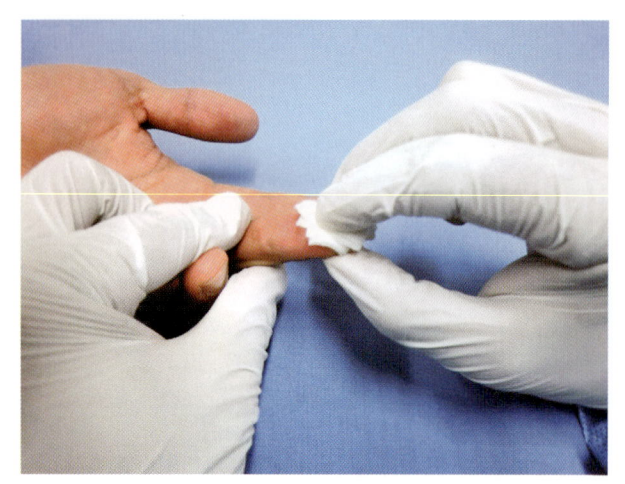

写真3-2-11 穿刺部位の圧迫止血

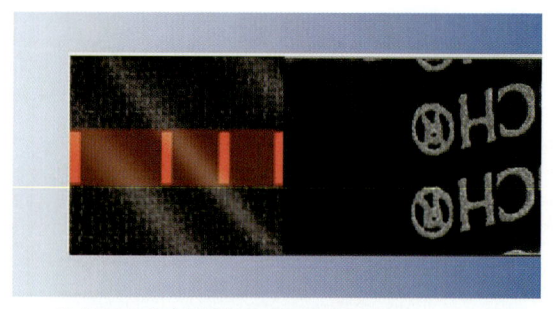

a：検体量十分(血糖値236mg/dL)

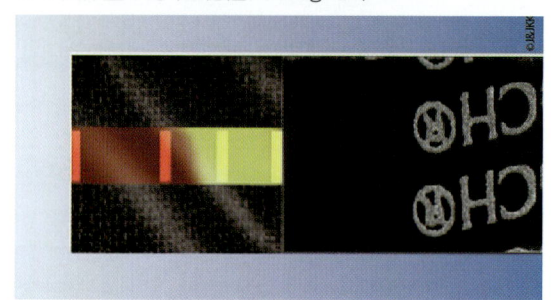

b：検体量不足(血糖値148mg/dL)

写真3-2-12 血液量による血糖値の変動

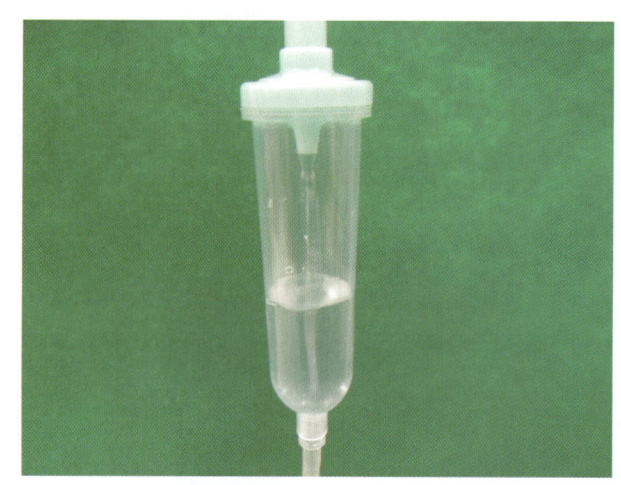

C ブドウ糖投与の実際

1. ブドウ糖投与の手順

1) オンラインでの指示要請

MC医師に連絡をとり，血糖の測定結果を伝える。血糖値の測定結果が「50mg/dL未満」であった場合，静脈路確保とブドウ糖投与の指示を受けて，静脈路を確保する(「静脈路確保と輸液に関する基本的手技」p.23参照)。すでに家族により，血糖を上げるための手当(ブドウ糖タブレットの投与，グルカゴンの筋注)が実施されているときにはMC医師にその旨を伝え，指示を求める。

血糖値の測定結果が「50mg/dL以上」であれば，通常の意識障害の傷病者に対するプロトコールに従う。オンラインMCの医師もしくは搬送先医療機関の医師などに，血糖測定の実施とその結果などを報告する。

2) 静脈路確保の評価

以下の方法などにより，静脈路が適切に確保できていることを再度確認する。

(1) クレンメ(ローラークランプ)を開放した際，ドリップチャンバーで一定速度の良好な滴下を確認できるか(写真3-2-13)。

ほとんど滴下しない場合や，最初は滴下しても徐々に速度が遅くなる場合，滴下速度が一定しない場合などは，静脈路が適切に確保されていない可能性が高くなる。

(2) 滴下確認後，刺入部の皮膚周囲が腫脹しないか(写真3-2-14)，刺入部の痛みを訴えないか。

写真3-2-13 滴下の確認

滴下に伴って，刺入部の皮膚や血管の周辺が腫脹する場合，滴下に伴い痛みが増強する場合などは，血管外に点滴が漏れている可能性が高くなる。

3) 50%ブドウ糖注射液の準備

包装から，シリンジを慎重に取り出し，薬液の性状や使用期限などに問題がないかを確認する(写真3-2-15)。

写真3-2-16にシリンジ各部の名称を示す。

取り扱い上の注意点は下記のとおりである。

(1) ブリスター包装(台紙の上の商品をその形に合わせた透明な硬質プラスチックで覆う包装)は使用時に開封し，取り出す際，押子を持って無理に引

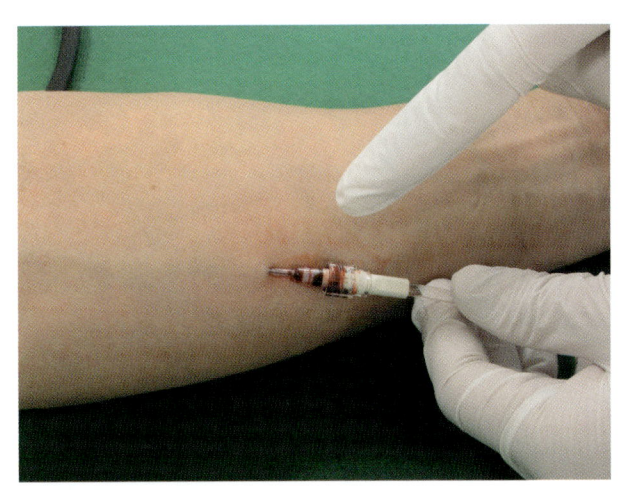

写真3-2-14 刺入部周囲の観察（腫脹の有無）

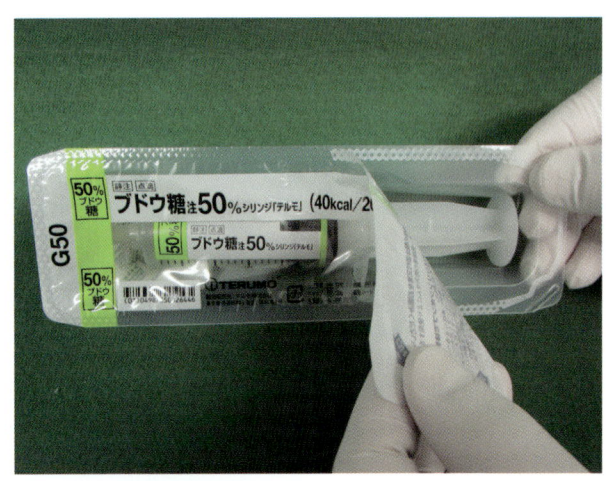

a：シリンジの取り出し

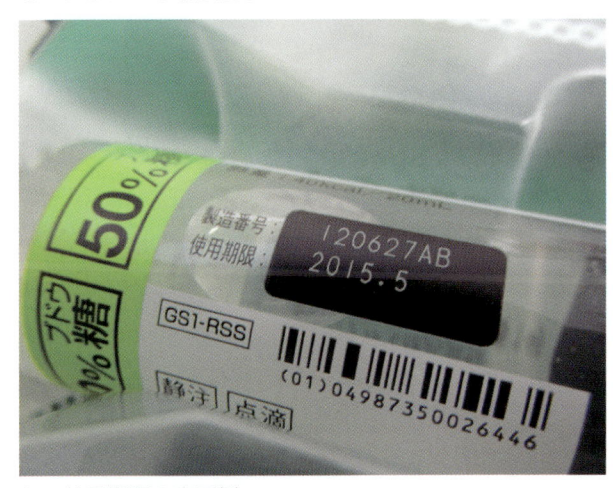

b：使用期限の表示例
写真3-2-15 シリンジの取り出しと使用期限の確認

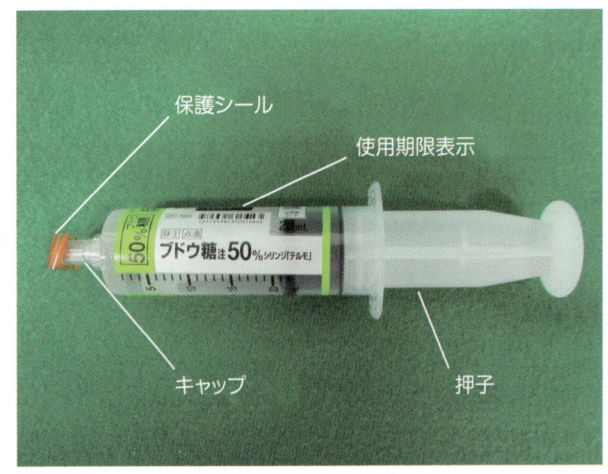

写真3-2-16 プレフィルドシリンジ各部の名称

き出さない。
　(2)　強い衝撃を避ける。シリンジ本体やシリンジ先端部のシールが破損している場合には使用しない。
　(3)　内容物に混濁や浮遊物などの異常が認められるときには使用しない。
　(4)　開封後の使用は1回限りとし，使用後の残液は容器とともに速やかに廃棄する。
　(5)　注入前後ともに押子を引かない。

4）50％ブドウ糖注射液投与の手順（写真3-2-17）

①三方活栓を手で確実に保持し，コックの向きを確認する。
②三方活栓の保護キャップを外す。
③シリンジの保護キャップを外す。
④シリンジは垂直方向で，先端が下にくるように三方活栓に接続し，20mLを1〜2分かけて投与する。
⑤投与中も穿刺部位の腫れや漏れの確認を継続する。
⑥シリンジ内の空気が回路内に入る前に押子を押すのを止める。1本目の投与が終わったら続けて2本目を接続して，同様に投与を行う。投与中は意識レベルの変化に注意する。投与中に意識レベルの改善がみられても，全量（合計40mL）投与を原則とするが，必要に応じて減量してもよい。
⑦投与が完了したら，使用したシリンジを廃棄する。
⑧傷病者は意識レベル改善により不穏になることがある。静脈路確保を実施している側の上肢は，投与が終了するまで確実に把持する。ブドウ糖溶液が血管を通過するときに痛みを訴える場合がある。
⑨投与完了後に，再度，腫れや漏れの確認，滴下の確認，滴下速度調整などを行う。

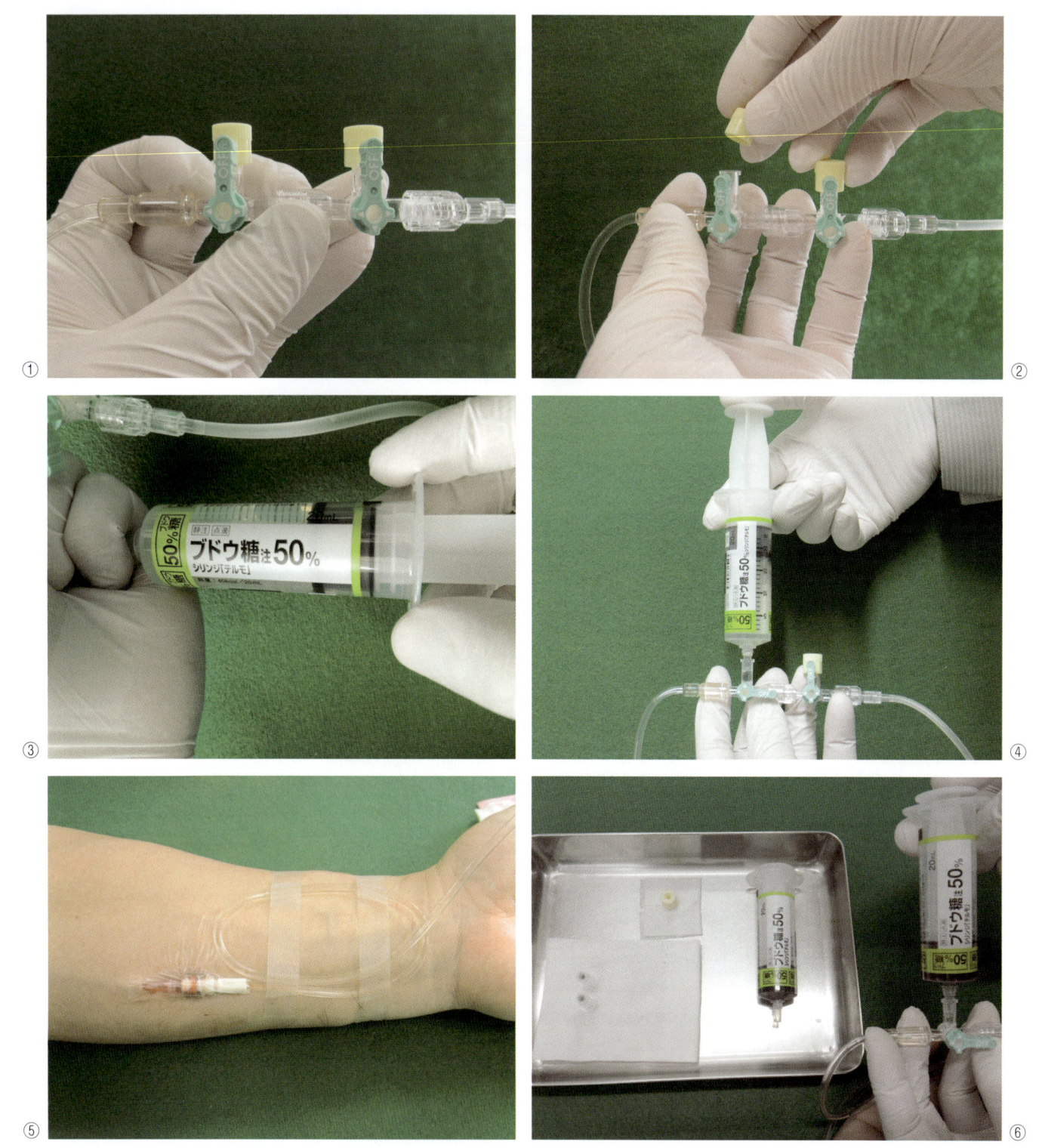

68　第3章　血糖測定と低血糖発作へのブドウ糖投与

① ② ③ ④ ⑤ ⑥

写真3-2-17　50％ブドウ糖注射液投与の手順

5）投与後の意識レベル，バイタルサインの確認（写真3-2-18）

投与が完了したら傷病者の意識レベル，バイタルサインを確認し，MC医師などにその旨を伝える。

6）使用した資器材の確認

投与が完了したら，使用した資器材ならびに医療廃棄物の確認を行う。とくに静脈留置針などは，針刺し事故につながるので廃棄したことを再確認する。

2．ブドウ糖投与時の注意点

1）投与前

(1) 清潔操作に心がける。

2　血糖測定とブドウ糖投与に関する基本的手技　69

⑦

⑧

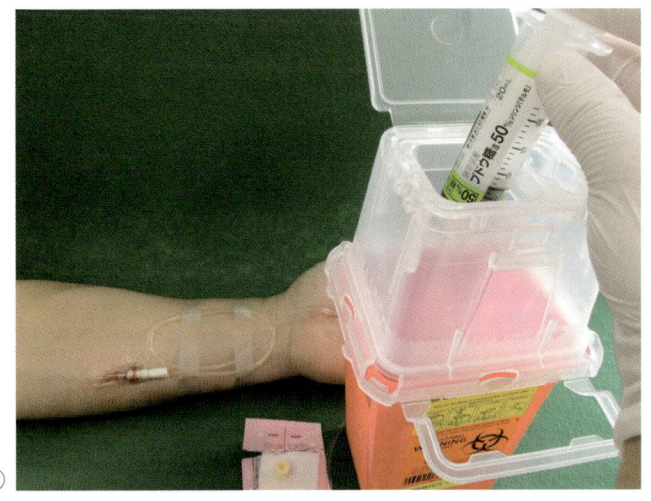

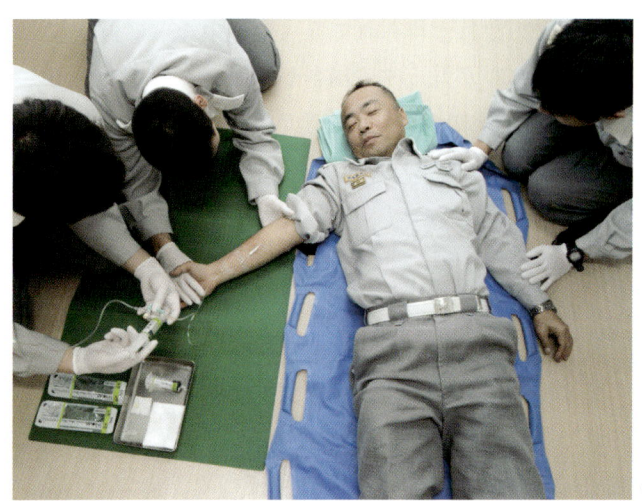

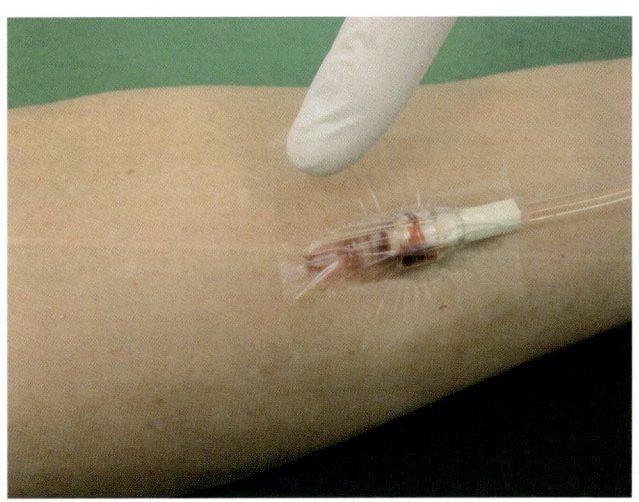

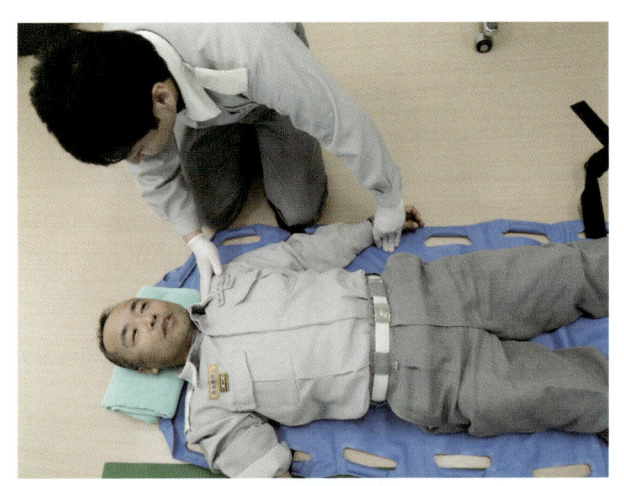

⑨

写真3-2-17　（続き）

写真3-2-18　投与後の傷病者の観察

(2) 寒冷期には体温程度に温めて使用する。
(3) 開封後直ちに使用し，残液は使用しない。

2）投与中

(1) 20mLを1～2分かけて，ゆっくり静脈内に投与する。
(2) 血管痛が強く出現したときには，場合によって投与を中止する。
(3) 50％ブドウ糖注射液は非常に高張の製剤であり，静脈炎などを起こすことがある。
(4) 穿刺部位の腫れや漏れがあった場合には，投与を中止して，静脈路を抜去する。必要に応じて，MC医師の指示を受ける。

3）投与後

(1) ブドウ糖投与後の意識状態の確認（おおむね2～3分を要する）に，必要以上の時間を費やすことのないように留意する。
(2) 意識状態改善も含め，バイタルサインの継続観察を行う。
(3) 意識の回復の際に，不穏状態となり体動が激しくなる場合があるので注意する。
(4) ブドウ糖投与によって意識レベルJCS I桁

までの改善が得られても，搬送中などに再び意識レベルが低下する場合がある．この場合，再度血糖を測定し，低血糖であれば，ブドウ糖の再投与についてMC医師の指示を受ける．

3. シリンジ封入（プレフィルドシリンジ）以外のブドウ糖注射液の取り扱い

1）アンプル製剤の使用

医療機関では，あらかじめブドウ糖注射液が充填されているシリンジ（プレフィルドシリンジ）を使用せずに，ガラスアンプルやプラスチックアンプル（写真3-2-19）から，ブドウ糖注射液をシリンジに吸引して使用する場合がある．救急の現場ではプレフィルドシリンジの使用が基本となるが，病院実習などにおいては，アンプルからシリンジに吸引する場面が想定される．

プラスチックアンプルからの吸引の手順を写真3-2-20に示す．

D　ブドウ糖投与の合併症と留意点

ブドウ糖注射液製剤は，数社の製薬会社から製品化されている．ブドウ糖の濃度により，5％，10％，20％，40％，50％，70％の注射液がある．このうち，低血糖発作へのブドウ糖投与の標準プロトコールで示されているのは，50％ブドウ糖注射液の1規格である．

1. ブドウ糖投与の合併症

50％ブドウ糖注射液製剤の添付文書に記載されている「適用上の注意」には，①投与時に血栓性静脈炎を起こすことがあるので慎重に投与すること，②血管痛が現れた場合には，注射部位を変更すること，また場合によっては投与を中止すること，とある．しかし，日常診療において50％ブドウ糖注射液を頻用している医師が，重大な合併症を経験することはほとんどない．

このような背景から，今回の処置拡大に先だって実施された実証研究では，その安全性も調査された．実証研究期間中に127例の低血糖発作傷病者に50％ブドウ糖注射液が投与されたが，想定された以上の有害事象の発生は報告されなかった．これを受けて

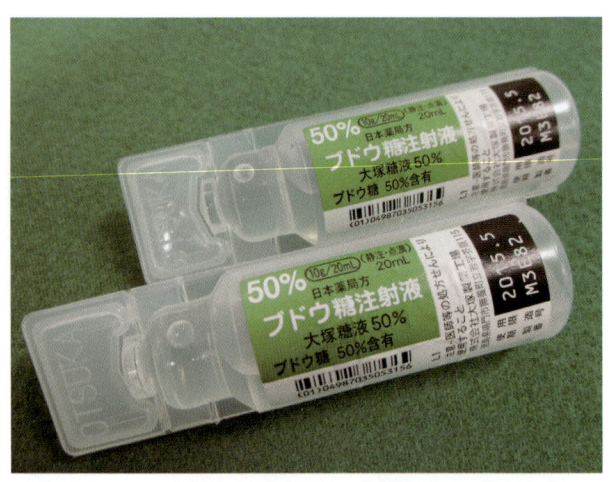

写真3-2-19　プラスチックアンプル

「救急救命士の業務のあり方等に関する検討会報告書」（平成25年8月）には，低血糖発作傷病者への50％ブドウ糖注射液の投与を含む処置については，一定の有効性，実効性とともに安全性が確認できたと評価された．

しかしながら，50％ブドウ糖注射液の投与による合併症の報告がないわけではない．50％ブドウ糖注射液は生理食塩液に比較して約12倍の高い浸透圧を有している．このため，血管内に注射されると強い血管痛を伴うことがある．また，高浸透圧製剤のため血管外に漏出すると，強い組織障害性を示す．ごくまれではあるものの高齢者や乳児の細い血管に投与された際に，静脈炎や皮膚潰瘍を形成した事例が報告されている．

そのため，小児の低血糖発作患者の治療では，50％の高濃度のブドウ糖液ではなく，20％のブドウ糖液を使用した治療が，小児科のテキストに紹介されている．欧米のテキストでも，乳児の低血糖発作患者には10％ブドウ糖注射液の使用を，幼児の低血糖発作患者には25％のブドウ糖注射液の使用を勧めている．

2. ブドウ糖投与の留意点

50％ブドウ糖注射液による静脈炎などの合併症を低減，回避するための留意点を表3-2-2に示す．

静脈路を確保する際には，高い浸透圧の影響を少しでも下げ，また，注射液の血管外への漏出の危険を減らすため，できるだけ太い静脈を選択するのが望ましい．一度，血管を穿刺するも静脈路を確保で

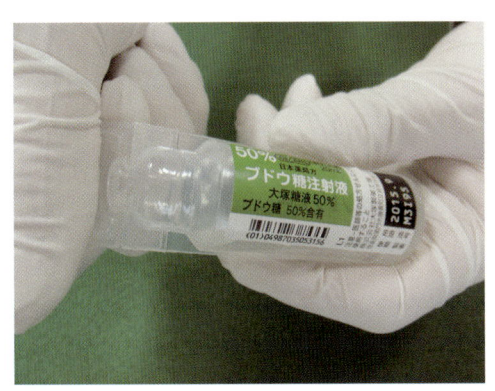

2 血糖測定とブドウ糖投与に関する基本的手技　71

①アンプルを振り，首の部分に溜まっている液体を落とす

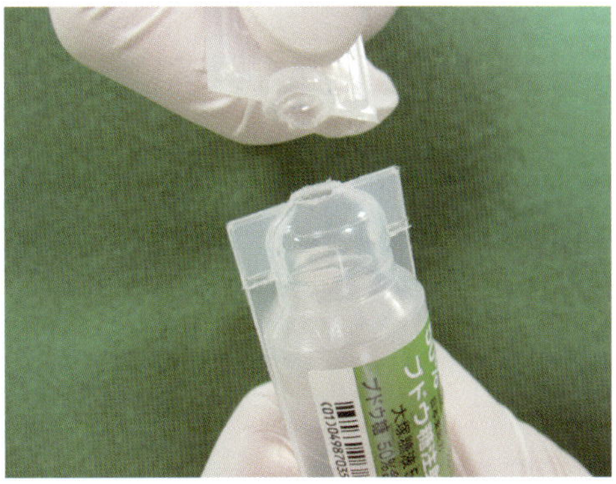

②アンプル本体を持ち，上部キャップをねじって取り外す。このときに本体を強く握らないようにする

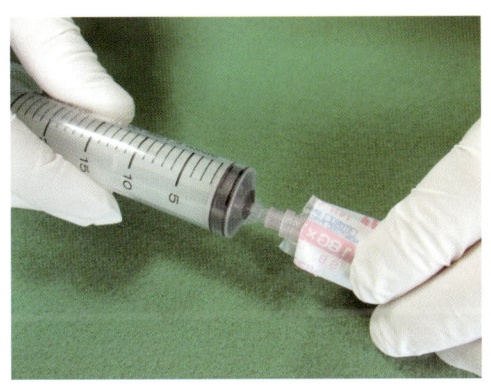

③シリンジに18G注射針を装着する

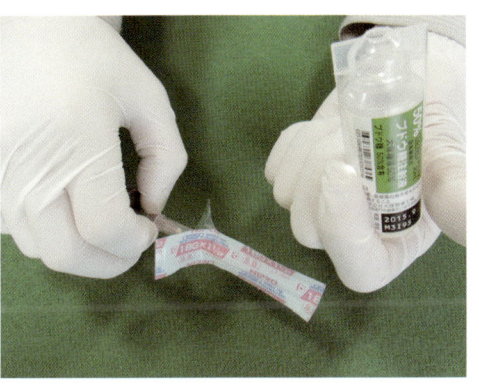

④注射針の保護キャップを外す。その際，清潔操作に留意する

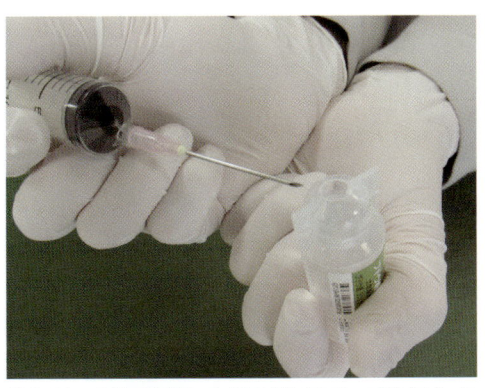

⑤シリンジに装着した注射針をアンプルに入れる。このとき，針刺し事故を防止するため確実に保持する

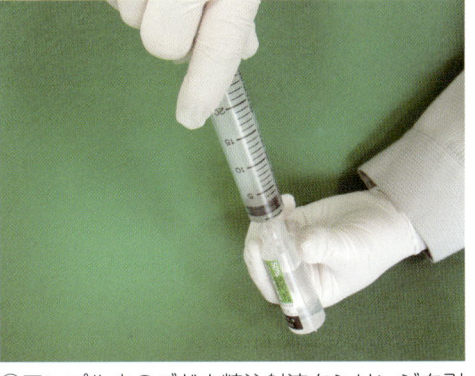

⑥アンプル内のブドウ糖注射液をシリンジを引き吸引する

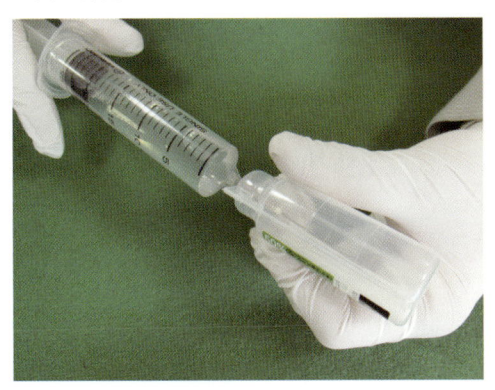

⑦ブドウ糖注射液を最後まで確実に吸引する

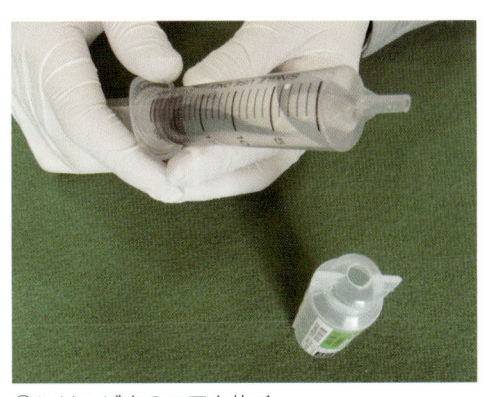

⑧シリンジ内のエアを抜く

写真3-2-20　プラスチックアンプルの吸引の手順

表3-2-2 ブドウ糖投与の留意点

1. 静脈路は比較的太い静脈に確保する
2. 穿刺部などに漏れがないことを確認する
3. ブドウ糖注射液を20mLにつき1〜2分かけてゆっくりと投与する
4. 血管外漏出が疑われた場合には投与を中止する
5. 漏出した場合は医師に報告する

きずに，再度試みる場合には，最初の穿刺部より末梢側の穿刺は基本的に避ける。ブドウ糖を投与したときに，最初の血管穿刺部からブドウ糖注射液が皮下に漏れ出る可能性があるからである。

ブドウ糖注射液の準備ができたら，ブドウ糖投与の前に，ドリップチャンバーでの輸液の円滑な滴下と，穿刺部周辺の皮膚に腫れや漏れがないことなどを改めて確認する。ブドウ糖はゆっくりと投与し，シリンジ1本（20mL）につき1〜2分をかけるのが望ましい。シリンジを押す手にかかる抵抗の変化に気をつけながら，穿刺部周辺などの皮膚に腫れや漏れが新たに出現しないことを確認しつつ投与する。

血管外への漏出を疑った場合には，それ以上の投与を中止する。そのうえで医療機関到着後に医師に報告する。

第3章 血糖測定と低血糖発作へのブドウ糖投与

3 「心肺機能停止前の重度傷病者に対する血糖測定及び低血糖発作症例へのブドウ糖溶液の投与」プロトコール

A 標準プロトコールの位置づけ

厚生労働省より示された標準プロトコールとその対象者などを図3-3-1に示す。これは，今回の処置拡大に先だって実施された実証研究の状況を踏まえて厚生労働科学研究班が作成し，厚生労働省が全国の標準的なものとして示したものである。

各地域のMC協議会や消防本部においては，この標準プロトコールを基準としつつ，地域の状況に合わせて修正したプロトコールを作成する。標準プロトコールやその対象者（適応）の範囲などを大きく修正する場合には，MC協議会や消防本部が，その修正の背景や理由を十分に説明できるようにしておく必要がある。

救急救命士は，各地域のプロトコールを十分に理解し，それに沿って適切に処置を実施することが求められる。プロトコールの深い理解のためには，標準プロトコールについても理解したうえで，2つのプロトコールの相違点，相違の背景や理由について把握するとよい。

B 標準プロトコールの基本的な理解

- 各地域の意識障害に対する活動プロトコールに組み込んで活用する。
- 状況によって，処置の実施よりも迅速な搬送を優先する。

プロトコールは，各地域のMC協議会や消防本部であらかじめ定められている意識障害を呈する傷病者へのプロトコールなどに組み込んで活用することが望まれる。

本プロトコールは，前半（血糖測定の判断を行い，血糖を測定し，その結果を判断する）の「血糖の測定」のプロトコールと，後半（低血糖であることを確認し，静脈路確保を行い，ブドウ糖を投与する）の「静脈路確保とブドウ糖溶液の投与」のプロトコールとに大きく分けられる。「血糖の測定」については，特定行為とは位置づけられておらず，具体的指示は必ずしも必要ない。一方，「静脈路確保とブドウ糖溶液の投与」は特定行為であり，医師による事前の具体的指示を必要とする。

傷病者が，下記の「対象者（適応）」に該当しても，必ずしも血糖測定やブドウ糖溶液の投与を行う必要はない。現場の状況評価や傷病者の初期評価，詳細観察，救急救命士の説明に対する本人や家族の理解，早期搬送への要望などを踏まえて総合的に判断し，状況によってはこれらの処置を実施せずに搬送を優先する。

C 対象者（適応）

1. 血糖の測定

①次の2つをともに満たす傷病者
- 意識障害（JCS≧10を目安とする）を認める。
- 血糖測定を行うことによって意識障害の鑑別や搬送先選定等に利益があると判断される。

意識レベルJCS Ⅰ桁は対象とせずに，Ⅱ～Ⅲ桁を対象とする。そのうえで，血糖測定を行うことによって意識障害の鑑別や搬送先選定などに利益があると判断されれば処置の対象となる。利益があると判断される具体的対象は，地域ごとにあらかじめ明確に決めることが望ましい。例えば，「インスリンの皮下注射，経口血糖降下薬の内服など血糖を低下させる薬剤を使用している場合」，「片麻痺などの症状を認め，脳卒中を疑うも，血糖を低下させる薬剤を使用しており低血糖もその原因として否定できない場合」などがある。ただし，次のような例は適応がないか，適応に慎重になる必要がある。

- 突然発症した激しい頭痛の後に意識障害を呈した場合など，脳動脈瘤破裂によるくも膜下出血が疑われる例。

（→採血のための穿刺で生じる痛み刺激によっ

1．基本的な事項
- 各地域の意識障害に対する活動プロトコールに組み込んで活用する
- 状況によって，処置の実施よりも迅速な搬送を優先する

2．対象者
（1）血糖の測定
①次の2つをともに満たす傷病者（※1）
- 意識障害（JCS≧10を目安とする）を認める
- 血糖測定を行うことによって意識障害の鑑別や搬送先選定等に利益があると判断される

※ただし，くも膜下出血が疑われる例など穿刺による痛み刺激が不適切と考えられる場合は対象から除外する

②上記①による血糖の測定後に，医師により再測定を求められた傷病者

（2）静脈路確保とブドウ糖溶液の投与
次の2つをともに満たす傷病者（※2）
- 血糖値が50mg/dL未満である
- 15歳以上である（推定も含む）

3．留意点
- 「静脈路確保とブドウ糖溶液の投与」は特定行為であり，医師による事前の具体的指示を必要とする（※2）
- 「血糖の測定」については特定行為ではないため具体的指示は必ずしも必要ない。ただし，血糖の測定を試みた場合は，オンラインMCの医師，もしくは搬送先医療機関の医師等に，血糖測定の実施とその結果等を報告する（※2，5）
- 医師は，ブドウ糖溶液の投与の適応を確認し指示する
- 静脈路確保にいたずらに時間を費やさないように留意し，静脈路確保が困難であると判断された場合などは，搬送を優先してよい（※3）
- 穿刺針の太さ（ゲージ）は傷病者の状態などにより選択する（※3）
- 輸液の速度は，維持輸液（1秒1滴程度）を目処とする（※3）
- ブドウ糖溶液の投与は50％ブドウ糖溶液40mLを原則とするが，必要に応じて減量する（※4）
- 傷病者の状況，観察所見，実施した処置，その結果などをオンラインMCの医師，もしくは搬送先医療機関の医師等に報告する（※5）
- 医師の指示に応じ，血糖の再測定をしてもよい

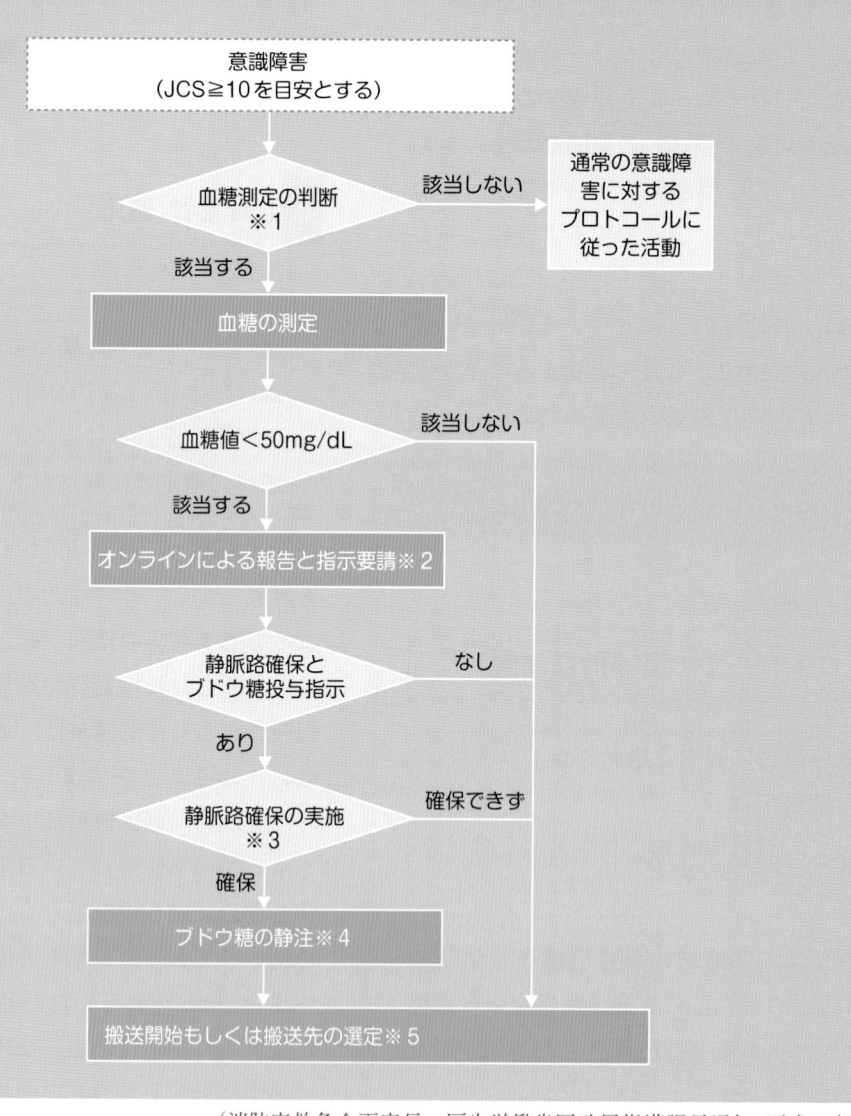

（消防庁救急企画室長，厚生労働省医政局指導課長通知　平成26年1月31日より）

図3-3-1　「心肺機能停止前の重度傷病者に対する血糖測定及び低血糖発作症例へのブドウ糖溶液の投与」標準プロトコール

て，脳動脈瘤の再破裂を生じる危険がある。）
・血糖を低下させる薬剤を使用している傷病者であっても，高エネルギー事故などの現病歴があり，頭部外傷を伴っている例など。
（→頭部外傷による意識障害の可能性が高く，早期搬送が優先される。）

②上記①による血糖の測定後に，医師により再測定を求められた傷病者

①によって低血糖が明らかになりブドウ糖を投与しても意識レベルが改善しない例，いったん意識レベルが回復しても再度意識レベルが低下した例などのなかで，もう一度，血糖値の確認が必要と判断される場合であって，医師からも再測定を求められれば血糖を測定してもよい。

2. 静脈路確保とブドウ糖の投与

次の2つをともに満たす傷病者
・血糖値が50mg/dL未満である。
・15歳以上である（推定も含む）。

血糖値が50mg/dL未満が対象となる。「50mg/dL未満」は，傷病者が低血糖発作かどうかを判断する基準ではなく，病院前において救急救命士が，静脈路を確保し，ブドウ糖を投与するかどうかを判断する基準であることに留意する。ちなみに『科学的根拠に基づく糖尿病診療ガイドライン』（日本糖尿病学会編集）などによると，低血糖の定義は「低血糖症状があり，少なくとも血糖値が70mg/dL以下」とされている。病院前において救急救命士が静脈路確保とブドウ糖投与を実施する対象は，低血糖の傷病者のなかでも血糖値がより低い群となる。なお，血糖値は，必ずしも救急救命士がその場で測定した値である必要はなく，家族などが直前に測定した値であって，信頼のおける数値と判断されたものであれば，それでよい。

血糖の測定には対象年齢の制限はないが，静脈路確保とブドウ糖の投与では，15歳未満は対象から外れる。その理由には，15歳以上に比べ傷病者数が著しく少ないことが想定されること，これまでの心肺機能停止に対する静脈路確保についても小児に対する静脈路確保の実施率が低いこと，病院実習において小児に対する静脈路確保を経験する機会が著しく乏しいこと，そのような状況で成人に比べ体格の小さい15歳未満に静脈路確保を試みてもその成功率は低値にとどまることが想定されることなどがあげられる。15歳の区切りは，心肺機能停止に対する静脈路確保の対象年齢とは異なることに留意する。なお，救急の現場では傷病者の年齢を必ずしも正確に特定できないことから，「推定」年齢でその適応を判断してよい。15歳未満の傷病者に対する血糖の測定は，血糖値が50mg/dL未満であってもブドウ糖の投与ができないことを考慮したうえで，測定のための現場活動時間の延長との得失を勘案して，各地域においてプロトコールを作成する必要がある。

D プロトコールの流れ

プロトコールに従い，血糖の測定によって傷病者の利益になると判断されれば血糖測定を行う。血糖測定が利益にならないと判断されれば，従来の意識障害に対するプロトコールに従って活動する。前述のとおり「血糖の測定」については特定行為ではなく具体的指示は必ずしも必要ないが，血糖の測定を試みた場合は，その血糖値のいかんにかかわらず，オンラインMC医師，もしくは搬送先医療機関の医師などに血糖測定の実施とその結果などを報告する。

血糖の測定の結果，血糖値が50mg/dL未満であることが明らかになった場合には，MC医師にオンラインによってその血糖値を伝え，静脈路確保とブドウ糖投与の指示を受ける。指示が得られれば，静脈路確保を試み，確保できればブドウ糖投与を行う。投与終了後，一定時間の後に意識レベル，バイタルサインを確認し，その状況に応じて傷病者の搬送もしくは，搬送先の選定に移行する。傷病者の状況によっては，血糖の測定やブドウ糖投与の前の段階で搬送先の選定を行うプロトコールも考えられる。医療機関選定の際には，血糖の測定，静脈路確保，ブドウ糖の投与などが適切に実施できたか，その結果はどうであったかなどについて，傷病者の状況，観察所見と合わせて医師に報告する。

E プロトコールの留意点

(1) 血糖測定の採血のための穿刺や，静脈路確保のための穿刺の試行回数の上限は，標準プロトコールにおいてとくに定められていない。地域の状況に応じて定められたものがあれば，その範囲内で実施する。いずれにしても，いたずらに時間を費やさないように留意し，血糖測定のための穿刺や静脈路確保が困難であると判断された場合などは搬送を優先する。なお，今回の処置拡大に先だって実施された実証研究においては，いずれも2回までとされていた。

(2) 静脈路確保のための穿刺針の太さ(ゲージ：G)は，標準プロトコールにおいてとくに定められていない。地域の状況に応じて定められたものがあれば，その範囲内で実施する。太い穿刺針を用いる必要はなく，一般的には22～20Gの穿刺針であれば問題はない。

(3) 原則として「静脈路確保」と「ブドウ糖の投与」はセットであり，「ブドウ糖の投与」をしない前提で「静脈路確保」のみの指示を医師が出す，あるいは救急救命士がその指示を受けるのは適切でない。

第4章 安全管理とインシデント等への対応

1　安全管理(リスクマネジメント)

2　インシデント等への対応

第4章 安全管理とインシデント等への対応

1 安全管理（リスクマネジメント）

患者の医療に対する信頼，患者と医療従事者との間の信頼関係は，病院前も含め，医療を行ううえで必要不可欠なものである。しかしながら，医療の現場において，患者が死亡したり重度の後遺症を生じたりするなど，その信頼の土台を揺るがしかねない，医療事故や医療過誤（表4-1-1）がたびたび発生してきた。

近年，これらの事故の発生を少しでも減らし，医療に対する信頼を維持し，より強固なものにするため，医療機関において医療の安全を確保するためのさまざまな取り組みが進められている。病院前救護においても，救急救命士の業務の拡大やそれに伴う誤挿管の事例などの発生を踏まえ，安全管理のための体制が求められるようになってきた。

今回，心肺機能停止前の傷病者への静脈路確保など，従来に比してより高度な救急救命処置が行われることになるなかで，安全管理へのいっそうの理解と取り組みが求められている。

A 医療の安全管理

医療行為自体は，本質的に危険な行為である。しかしながら，救命や健康の回復のために，その危険を前提としながらもそれを減らし，できるだけ安全を確保しつつ行わざるを得ないものである。

かつて，危険の低減や医療の安全の確保は，個々の医療従事者の責任において行われてきた。しかし近年，医療の高度化・複雑化が急速に進むなか，医療従事者の個人の努力のみに頼った医療の安全確保には限界がある。現在では，医療の安全の確保のためには，個人の知識，技術，経験の積み重ねと改善によって個々の医療従事者の資質を高めつつも，関係組織全体で医療提供体制の安全性をより高いものにしていくことが重要と考えられるようになった。医療を提供する組織が，医療に内在する不可避なリスクを管理し，患者の安全を確保するための一連の手法が，医療の安全管理（リスクマネジメント）である（表4-1-2）。本稿では，医療における「リスクマネジメント」を，「安全管理」と同義として用いている。

表4-1-1 医療事故と医療過誤

- 医療事故
    医療にかかわる場所で医療の全過程において発生する人身事故いっさいを包含し，医療従事者が被害者である場合や，「廊下で転倒した」など医療行為とは直接関連しない場合も含む
- 医療過誤
    医療事故の発生の原因に，医療機関・医療従事者などに過失があるものをいう

B 基本的な考え方

安全管理を行ううえでは，人は「誤り（ヒューマンエラー）を犯す」ものであるという認識をもち，それを前提とする必要がある。この「誤り」をいかに少なくし，また重大な誤りをいかに小さなものに抑えるかが医療安全の目的といってよい。このことに重点をおけば，組織の役割は「誤り」に対する個人の責任の追及よりも，むしろ生じた誤りに対してその原因を究明し，再発の防止のための対策を講じることが重要となる。このようなことが円滑に行われるために，組織には，傷病者の安全を最優先に考え，その実現を目指す態度や考え方としての「安全文化」（表4-1-3）を組織文化として醸成し，これを定着させていくことが求められている。

C 安全管理のための体制

医療機関には，安全管理のために次のような具体的体制の構築が求められている。これらは，消防機関など病院前の救急医療にかかわる組織にも有用であろう。

表4-1-2　医療の安全管理

- リスクとリスクマネジメント
  リスクマネジメントは，従来，産業界で用いられた経営管理手法であり，事故を未然に防止することや，発生した事故を速やかに処理することにより，組織の損害を最小の費用で最小限に食い止めることを目的としている
  リスクとは「損害の発生頻度とその損害の重大さ」の2つの要素によって定義づけられる。医療はもちろんのこと，あらゆる事象にリスクは付随している。安全とはリスクが許容できるものである状態をいう。リスクは「常に存在する」という前提で，「適切な管理によってリスクを許容範囲にまで減らす」ことが「リスクマネジメント」といえる。リスクマネジメントについて考えるとき，①危険についての社会的許容範囲，②リスクマネジメントに要する費用対効果の両面からの十分な検討が必要である

- 医療におけるリスクマネジメント
  リスクマネジメントの手法は，医療分野へ導入されたが，当初は，補償や損害賠償による経済的打撃を減らすことに重点がおかれていた。近年では，医療に内在する不可避なリスクを管理し，いかに患者の安全を確保するかということに重点が移っている

（厚生労働省「医療安全推進総合対策報告書」より．一部改変）

表4-1-3　組織内で醸成する「安全文化」とは

組織安全の研究者であるJ.リーズンは，「組織事故」のなかで，安全文化の要素として，次の4つをあげている。医療安全の確保のためには，このような安全文化を，組織の中に醸成，定着させることが重要となる

(1)「報告する文化」
　発生したインシデントを自ら進んで正しく報告しようとする組織文化

(2)「正義の文化」
　安全に関する正しい知識や情報に基づき，許容できる行為と許容できない行為（違反）を明確にし，罰すべきは罰することができる組織文化

(3)「柔軟な文化」
　必要に応じて，組織構造を柔軟に変えることができる文化

(4)「学習する文化」
　実際に生じた事例などから事実に基づいた情報をもとに正しく結論を導き出し，それに応じて，時に大きな変化を起こす意思をもつ文化

1. 安全管理に携わる人員の配置

医療の安全管理を統括し，施策を主導する安全管理責任者をおく。責任者は，安全管理のため以下の2～5を実施し，安全管理体制の改善についての責任を担う。その者の下に，医療安全に専従で従事する安全管理者を確保することが望ましい。

医療機関においては，医療法において医療安全管理責任者を配置することが求められている。

2. 安全管理のための組織体制の整備

医療安全推進のための方策について協議する場を組織内に設置するとともに，医療安全管理者の下に安全管理を行う部門を設置する。部門の具体的役割には，報告された事案の収集，整理，調査，再発防止策の立案，医療安全にかかわるマニュアルの改定，職員研修の企画，運営などがある。

3. 安全管理のための指針，マニュアルなどの整備

安全管理のための基本的な指針，目標を定め，また，安全の確保を目的として標準化されたフローチャートなどを記載したマニュアルを作成し，各部

表4-1-4 インシデントとアクシデント

- インシデント
  日常診療の場で、誤った医療行為などが患者に実施される前に発見されたもの、あるいは、誤った医療行為などが実施されたが、結果として患者に影響を及ぼすに至らなかったものをいう
  ヒヤリとしたり、ハッとしたような経験をもった事例である、いわゆる「ヒヤリ・ハット」とほぼ同義である

- アクシデント
  通常、医療事故（表4-1-1）に相当する用語として用いる

署に配備することが望ましい。指針やマニュアルなどには、事故発生時の対応、その報告手順などが含まれる。これらは、定期的に見直すことが必要であり、見直しの方法や時期もあらかじめ記載しておくことが効果的である。

4. 医療安全に関するインシデントなどの報告制度の整備

1) 報告の目的

ハインリッヒの法則では、1件の重大事故の背景には29件の同様の軽微な事故、さらには300件のインシデントが存在するといわれている。つまり、重大事故は氷山の一角であり、その事故の背景には多くのインシデント事例や軽微なアクシデント事例（表4-1-4）が存在していることを意味している。医療事故においても、同じ傾向があると想定されている。病院前の医療についても同様であろう。

インシデント、アクシデントの報告の目的は、インシデントやアクシデントを集めて、その要因を調べ、新たな事故の発生を減らし、重大な事故の発生を未然に防ぐことである。

2) 報告の推進

インシデント、アクシデントの報告の目的は、個人への責任の追及などではない。失敗から学び、新たな事故の発生を未然に防ぐことである。インシデントレポート（いわゆる「ヒヤリ・ハット」）あるいはアクシデントレポートを、それを起こした者がためらうことなく報告でき、数多くの報告が集まる体制が望まれる。

報告を阻害する要因と、報告を推進するために求められる取り組みを表4-1-5に示す。報告の目的、意義を職員に周知し、インシデントなどと罰則や人事査定とを結びつけないこと、報告に要する時間や手間を軽減することなどが必要となる。

消防機関に属する救急救命士が年間に経験する特定行為の数は、全国で平均すると1人当たり5件程度である。経験数が必ずしも十分とはいえない状況のなかで、消防組織においても、救急救命士1人ひとりの経験から得られた事例ができるだけ漏れることなく報告される体制が望まれる。

3) 報告の集積

安全管理責任者のもとに報告を集積する。消防機関などにおいては、消防署内や地域メディカルコントロール（MC）協議会などであらかじめ報告の対象などについて規定しておく。その規定にそって報告されたものが安全管理責任者のもとに集積する体制を整備しておく。

4) 報告の評価と活用

インシデントなどの報告は、安全管理者が中心となって傷病者に与える影響のレベルにより分類する。傷病者に与える影響が少ないものであれば、定期的な評価に回せばよい。傷病者への影響度の高い重大な事故の発生が報告された際には、速やかに臨時の検証会を立ちあげ、評価する必要がある。

まずは、組織が自ら内部で評価する。安全管理を行う部門が独立して設置されていれば、より客観的な内部評価が可能である。症例検討会などを通じた評価も有効とされる。医療過誤の可能性が高いものなどについては、必要に応じて外部評価を活用する。外部評価により、被害を受けた傷病者などに対し、より客観的な説明が可能となる。

評価の際には、これまでの改善策の実施状況、指針やマニュアルなどの遵守、整備の状況なども含めて検証を行い、再発防止策を検討する。部署ごとに対応可能なもの、各部署内では対応が難しく複数の部門・部署間で横断した対応が必要なものなどに分ける。単に発生の状況や留意点を周知するだけでは十分とはいえず、組織の体制の見直し、再発防止のための具体的な教育、研修なども含めた対策が必要となる。

消防機関には、従来からMC協議会を通じた事後検証の仕組みがある。これらの仕組みを活用し、組織外の者も含めた評価を通じて安全管理上の問題

表4-1-5　報告を阻害する要因と，報告を推進するための取り組み

インシデント等を起こした者が，報告をためらう要因には，次のようなものがある
- 自分の誤りを報告したくない気持ち
- 報告により，自分の評価への悪影響が生じることへのおそれ
- 報告が組織内で活用されない，改善につながらないという意欲の低下
- 報告書の作成に要する時間と手間

これらを克服し，ためらわずに報告する体制を確保するための取り組みとして次のようなものがある。インシデント等を起こした者が主体的に報告できる文化を醸成していく必要がある
- 報告者を保護する
  報告した人が不利益を被らないことを保証する必要がある。罰せられることがあれば，正直に報告するのは難しい
- 報告者の匿名性を確保する
  報告制度を円滑に機能させるためには，報告書に氏名を記載しない形が望ましい
- 職員へのフィードバックをする
  継続的に報告が行われる体制のためには，報告に対して迅速にフィードバックを行い，現場の改善に役立っているという実感が持てる必要がある
- 組織の問題に焦点を当てる
  原因究明や再発防止策は，個人ではなく組織の仕組みに焦点を当てることを基本とする
- 報告を容易にする
  報告書の内容は，最低限必要な項目に絞り，容易な方法で報告できるようにする。安全管理者は，報告書作成に要する時間を把握し改善に努める

点を明らかにすることが有効であろう。MC協議会の積極的な活用が望まれる。

5．職員に対する研修

内部や外部からの評価を踏まえて，職員を対象に医療の安全を確保するための教育・研修を定期的に行う必要がある。研修は，組織の医療安全に関する指針の確認，対策の周知，組織における安全文化の醸成などを目的とする。実際に生じた具体的事例などを取り上げて行うことが望ましい。新人職員への医療安全にかかわる研修は効果的である。重要な内容から優先的に実施するのがよい。

第4章 安全管理とインシデント等への対応

2 インシデント等への対応

A 薬剤の誤投与と対策

　救急救命士が使用する薬剤に，これまでの乳酸リンゲル液とアドレナリンに加えて，新たにブドウ糖溶液が追加されることになった。医療機関などで使用される薬剤の多種多様さに比べると，救急救命士が使用する薬剤は，ブドウ糖溶液を加えてもわずか3種類(エピペン®を加えると4種類)のみである。しかし，それでも，実際に救急救命士の誤投与の報告がなされている。今回，薬剤の種類が増え，さらに「心肺機能停止前の乳酸リンゲル液を用いた静脈路確保及び輸液」では必要に応じて輸液速度や総輸液量の調整が行われるなど救急救命処置が新たな段階に入ることを考えると，誤投与の発生の懸念は確実に高まるといわざるを得ない。

　新たな処置を学ぶ救急救命士やその救急救命士を運用する消防機関などの関係機関は，「誤投与は生じ得る」という認識のもと，誤投与が起こり得る状況とその防止策について理解を深める必要がある。それには，多くの薬剤を取り扱い，多くの誤投与を経験し，その対処に取り組んできた医療機関での事例が参考となる。医療機関での誤投与の発生状況とその対策は，救急救命士が医療機関において病院実習を行う際にも重要なものとなろう。

1. 医療機関での誤投与の発生状況

　財団法人日本医療機能評価機構の『医療事故情報収集等事業報告書』(平成22年)によると，医療機関で発生した医療事故のうち薬剤に関する事故の割合は，全体の5.6%を占める(表4-2-1)。これらの医療事故を，業務の流れに応じて，「指示段階」，「指示受け・申し送り段階」，「準備段階」，「実施段階」，「実施後の観察および管理段階」，「その他」の6つに分けると，次のとおりである。段階ごとの薬剤投与の事故の種類と発生の頻度を表4-2-2に示す。

表4-2-1　医療機関で発生した医療事故の内訳

事故の概要	合計 件数	合計 %
指示出し	15	0.8
薬剤	107	5.6
輸血	6	0.3
治療処置	528	27.9
医療用具等	165	8.7
医療機器	44	2.3
ドレーン，チューブ類	115	6.1
歯科医療用具	6	0.3
検査	65	3.4
療養上の世話	770	40.6
その他	239	12.6
合計	1,895	100.0

(財団法人日本医療機能評価機構『医療事故情報収集等事業報告書』平成22年. より)

1) 指示段階

　医師が薬剤投与の指示を出す段階での事故としては，投与量の間違いとして，小児の投与量の計算を間違え生命に危険のある薬剤(塩化カリウム)を10倍量投与した事例，規格を取り違えたため過量投与となった事例，1日量と1回量を間違えた事例，「mg」と「mL」を間違え10倍量投与した事例，体重を間違え抗癌剤を過量投与した事例などが報告されている。

　薬品の間違えとして「ノルバスク」と「ノルバデックス」を間違えた事例，「プロタノール」と「プロタミン」を間違えた事例，「パクリタキセル」と「タキソテール」を間違えた事例，「チラーヂンS」と「チラーヂン末」を間違えた事例などが報告されている。

　そのほかにも，抗菌薬の処方日数を間違えたため2種類の抗菌薬を投与した事例，患者にとって禁忌であることがわかっている薬剤の投与の指示を出した事例などが報告されている。

2) 指示受け・申し送り段階

　医師の指示を医療スタッフが受ける段階，受けた指示を他の者に伝える段階での事故としては，医師による指示変更が伝わらなかったため変更前の指示

表4-2-2 薬剤に関連した医療事故の発生状況

		薬剤間違い	薬剤量間違い	方法間違い			速度間違い	対象者間違い	その他	合計
				経路	濃度	日数				
発生段階	指示段階	5	23	1	0	1	0	0	6	36
	指示受け申し送り段階	1	0	0	0	1	1	0	3	6
	準備段階	21	20	0	0	0	8	3	8	60
	実施段階	9	2	2	0	0	7	5	76	101
	実施後の観察および管理段階	0	0	0	0	0	0	0	3	3
	その他	0	0	0	0	0	0	0	9	9
	合計	36	45	3	0	2	16	8	105	215

（財団法人日本医療機能評価機構『医療事故情報収集等事業報告書』平成22年．より）

が実施された事例，追加のインスリン投与を必要としなくなった患者にインスリンを投与した事例，口頭指示の際に薬剤を間違えた事例，投与終了の指示が適切に伝わらずに，薬剤の投与が続いた事例などが報告されている。

3）準備段階

指示を受けてから実際に薬剤を投与する前までの準備段階での事故としては，注射器など別の容器に準備した後に薬剤を取り違えた事例，救急カートから薬剤を取り出す際に取り違えた事例，名称が類似した薬剤を取り違えた事例，調剤する際の薬剤量の間違い，「mg」と「mL」の単位を間違えた事例，希釈して使用する薬剤を原液で使用した事例，有効期限切れの薬剤の使用事例，対象者を間違えた事例などが生じている。薬剤を注射器に準備する際に注射器の目盛りを見間違え過量投与に至った事例，輸液ポンプの流量設定を1桁間違えた事例もあった。

4）実施段階

実際に患者に処置を実施する段階での事故としては，血管外漏出をきたした事例，患者を取り違えた事例，高濃度の薬剤を投与した事例，流量を誤って10倍の速度で投与した事例，患者に禁忌であることがわかっている薬剤を投与した事例，ペン型インスリンを使い回した事例などが報告されている。

5）実施後の観察および管理段階

処置を実施した後の観察や，処置の継続・管理の段階での事故として，患者が自己判断でワルファリンを休薬した事例，薬剤による副作用が発生した事例，三方活栓が閉鎖されておらず薬剤が過量に投与された事例などが報告されている。

2. 救急救命処置における誤投与の発生状況

救急救命士の薬剤投与などの処置の実施においても，業務の段階ごとに誤投与が発生し得るし，実際に発生している。救急救命士の薬剤の誤投与に限定して調査した全国的な統計報告はまだ見当たらないが，消防庁より救急業務に関する注意喚起として全国に報告された事故事例のなかには，薬剤の誤投与の実例が含まれている。

1）指示段階

救急救命士の業務や地域のプロトコールを必ずしも十分に把握していないMC医師が，オンラインで救急救命士に指示を行う現状がある。このことが，MC医師より誤った指示が出される可能性を高めている。実際に，心肺機能停止前の静脈路確保と輸液がまだ法的に許可されていない段階において，MC医師がそれを知らず，心肺機能停止前の静脈路確保と輸液の指示を行った例などが報告されている。また，地域で定められたプロトコールの範囲を逸脱してアドレナリンの投与を指示した例なども生じている。

「心肺機能停止前の乳酸リンゲル液を用いた静脈路確保及び輸液」などが新たに実施されることに伴い，MC医師には，その投与速度，投与量の指示が必要となるなど，その業務はいっそう複雑なものとなる。これにより，MC医師による誤指示の事例の増加が懸念される。

表4-2-3　救急業務で生じた薬剤の誤投与の1事例

発生状況
(1) 業者への発注
　「乳酸リンゲル液」の在庫が不足することから業者発注を行った
(2) 受入検査
　受入検査の段階でチェックできず,「乳酸リンゲル液」ではなく「リンゲル液」を救急隊に引き渡した
(3) 使用開始
　救急隊が「乳酸リンゲル液」ではなく「リンゲル液」の使用を開始した
(4) 使用判明および使用停止
　使用開始後,9カ月ほどの後,救急隊から「リンゲル液」に関して,「乳酸リンゲル液ではないのでは」との問い合わせがあり発覚した。直ちに各救急隊に対し「リンゲル液」の使用停止が指示された
(5) 事実関係の調査
　判明後,「リンゲル液」を使用した傷病者の同定や,納品経過などの事実関係の調査を開始し,納入業者から納品に誤りがあったとの報告がなされた
(6) 誤投与の数など
　実態調査などにより「リンゲル液」の使用が確認された救急隊は少なくとも8隊あり,「リンゲル液」の使用が少なくとも47事例において確認される

[救急救命士の取り扱う薬剤の管理手順等における注意事項について(消防庁救急企画室長,厚生労働省医政局指導課長通知　平成21年7月31日)より改変]

2) 指示受け・申し送り段階

救急救命士は,その業務の性質上,医師の指示を口頭で受けざるを得ない。さらには,その指示を場所や時間帯によっては,音質が悪い状況で受けざるを得ない場合がある。そのため,医師からの総投与量や輸液速度などの指示が正確に救急救命士に伝わらないなどの事態が発生し得る。実際に,電話が聞こえにくく,医師から救急救命士への指示が明確に伝わらずに指示内容とは異なる処置が行われた事例が報告されている。

新たな処置の実施に伴いさまざまな指示のパターンが想定されるなかで,地域内でMC医師による指示の形式が統一されていない場合には,MC医師ごとにさまざまな指示が出されることになる。これは,指示を受ける段階での誤りの発生の危険性を高める。

3) 準備段階

救急救命士が使用する薬剤の種類は限られているとはいえ,それでも名称が類似した薬剤の取り違えなどの誤りが生じ得る。実際に,厚生労働省告示により指定されている「乳酸リンゲル液」ではなく「リンゲル液」が納入され,それを,消防機関の救急救命士が少なくとも47症例に対して誤って使用した事例が報告されている(表4-2-3)。ほかにも,傷病者の所持する「エピペン®」を救急救命士が使用する際に有効期限の確認を行わず,投与後に有効期限が切れていたことに気がついた例なども生じている。

4) 実施段階

心肺機能停止傷病者に対する静脈路確保のための輸液や,アドレナリンの投与においても血管外漏出の発生が報告されている。救急救命士の新たな処置の拡大に先だって実施された実証研究においてもブドウ糖溶液の血管外漏出の発生が報告されている。

「心肺機能停止前の乳酸リンゲル液を用いた静脈路確保及び輸液」において,実際の輸液速度がMC医師に指示された速度と大きく異なるなどの事態が起こり得る。

5) 実施後の観察および管理段階

先だって実施された実証研究においても,ブドウ糖溶液の投与後に意識が回復した後に,傷病者の不穏に伴う体動による留置針の偶発的抜去の事例などが報告されている。

「心肺機能停止前の乳酸リンゲル液を用いた静脈路確保及び輸液」において,MC医師の指示で決められた輸液量を超えて輸液が行われる例などの発生が想定される。

6) その他

注射針などとともに,劇薬として指定されているアドレナリンが入ったバッグを救急現場に置き忘れた事例が報告されている。業務が高度化,複雑化することに伴い,このほかにも薬剤投与に関連するさまざまな事故が起こり得る。

3. 薬剤の誤投与をきたす背景

薬剤に関する医療事故が生じる背景について,表4-2-4に示す。発生要因については「思い込み」,「確認不足」が多い。表4-2-5に,業務の流れに応じた段階ごとの薬剤の誤投与の要因を示す。

これらのうち,「指示受け・申し送り段階」での誤投与の要因として,「口頭指示による指示を受けた」

表4-2-4 報告事例の背景

1. 手書きの指示の誤読，伝達意不十分，記載の誤りといった「医療従事者間の連絡・伝達ミス」に関する事例が多い
2. 発生要因については，「思い込み」「忙しかった」「確認不足」を指摘する事例が多い
3. 発生場面では，処方・与薬がもっとも多く，次いで，ドレーン・チューブ類の使用・管理，療養生活の場面，療養上の世話が多い
4. 発生場所では，病室やナースステーションが圧倒的に多く，次いで集中治療室や薬局・輸血部での発生が多い
5. 当事者の職種は看護職がもっとも多く，次いで医師，薬剤師

(救急救命士教育研究会監：薬剤投与；救急救命士標準テキスト追補版Ⅱ，へるす出版，東京，2005，p.161.より引用)

があげられている。医療機関では「口頭指示」が，薬剤の誤投与の要因の1つとされ，書面での指示が原則となっている一方で，救急救命士への指示はオンラインでの口頭指示が基本となっている。この事実を，指示を出すMC医師と口頭指示を受ける救急救命士は十分に認識し，「口頭指示」によるリスクを低減する十分な対策が求められる。

4. 薬剤の誤投与への対策

1) 医療機関での対策

医療機関における薬剤誤投与の対策を表4-2-6に示す。医療機関では，多種多量の薬品を取り扱うため，薬品の整理整頓が重要となる。薬品棚の整理，同じ効果の薬品の種類の削減，間違いやすい薬品の区分の明確化，などを行う。

このほかに，薬剤投与の6段階(指示段階，指示受け・申し送り段階，準備段階，実施段階，実施後の観察および管理段階，その他)の業務手順をフローチャート化し，誰がどこでどのように業務を行うのかを明確にする。さらに各段階での手順の簡素化，単純化，標準化を図る。

医療機関においては，口頭指示は原則として禁止され，指示は処方せんまたは指示書で行われるのが原則である。読みやすい字で記載し，外国語での表記は避け日本語での記載を原則とし，略名の使用は避けたほうがよい。受けた指示，処方せんは声に出して読み，内容を確認する。処方せんに書かれたものと取りそろえた薬品との照合を第三者に確認してもらうと誤りが発見されやすい。誤って投与される

表4-2-5 業務段階別の誤投与の要因

1) 指示段階
　　医師の指示の出し方が不適切
　　指示の出し方のルールが不明瞭
　　略語や用語の使い方などの業務ルールが不明瞭
2) 指示受け・申し送り段階
　　指示書や電子情報が利用されず，記憶に頼って行った行為が実際の指示と異なっていた
　　口頭指示により指示を受けた
3) 準備段階
　　取り違え(類似名称医薬品，類似薬効医薬品，類似外観医薬品)
　　使用方法の誤り
4) 実施段階
　　指示書を参照せず記憶に依存して行われた
　　投与忘れ，三方活栓やクレンメの開放忘れ，薬剤名の誤記憶，投与速度の誤り，投与ルートの誤り
5) 実施後の観察および管理段階
　　観察計画が不適切

(救急救命士教育研究会監：薬剤投与；救急救命士標準テキスト追補版Ⅱ，へるす出版，東京，2005，p.162.より引用・改変)

と重大な事故を引き起こす医薬品は，他の薬品と表装を変え，保管場所を区別するなどの工夫も重要となる。

2) 救急救命処置を実施するうえでの対策

(1) 指示段階

救急救命士はもちろん，MC医師も救急救命士の業務や地域のプロトコールを十分に把握し，理解する必要がある。これにより医師による指示の間違いは確実に減らすことができる。

(2) 指示受け・申し送り段階

先に述べたとおり救急救命士の特定行為の実施はオンラインでの口頭指示が基本となっており，音声品質が必ずしも安定しない無線や携帯電話での口頭指示には，誤伝達の危険が潜む。MC医師の指示が聞き取れないときには救急救命士はそれを曖昧にせずに聞き直し，受けた指示は内容を復唱し医師が確認できるようにするとともに，隊員間で共有するなどの対応が効果的であろう。また「心肺機能停止前の乳酸リンゲル液を用いた静脈路確保及び輸液」での輸液速度や輸液量の指示にはさまざまな指示パターンが考えられるが，誤伝達の危険を危惧すれば，地域内で標準化された簡素な指示とすることが重要

表4-2-6　医療機関における薬剤の誤投与防止策

1. 環境の整備：整理整頓
   薬剤棚の整備…薬剤配置の整備（保管の方法）
   薬品名の表示方法の明確化
   薬剤の形態が似ている薬剤の棚の配置法の工夫
   薬品口座の見直しを行う（とくに，同種・同効薬）
   間違いやすい薬剤・異なる含量がある薬剤には，薬品棚に識別マークなどをつける
2. 手順書の作成：指示の発生から投与・観察までの手順書の作成
   処方せんや指示書と確認をする
   確認法や確認のポイント
   確認は複数の目を通す
3. 口頭指示の禁止
4. 略名の使用禁止
5. 薬品単位の指示方法のルール化，換算方法の整備
6. 機械化・コンピュータ化の導入
7. リスクの高い医薬品（糖尿病用薬，抗悪性腫瘍薬，強心薬，カリウム製剤など）を調製する場合には，注意喚起を促す工夫をする

（救急救命士教育研究会監：薬剤投与；救急救命士標準テキスト追補版Ⅱ，へるす出版，東京，2005，p.165．より引用）

である。

(3) 準備段階

薬剤の発注，納入を一元的に管理するのがよい。医薬品などの取扱管理者，取扱責任者をおくなどし，それらの種類，使用期限，数量などを記載した管理簿で救急救命士への受け渡しを管理するなどの対策が可能である。処置を行う救急救命士側においても，薬剤配付時，救急車などへの積載時，救急現場での使用時などにおいて薬品名，使用期限などを呼称するなどの対策がとり得る。

(4) 実施段階，実施後の観察および管理段階

事前の十分な訓練が基本となる。実施時の指差呼称での確認，隊員間での相互確認なども事故の防止に有用である。医師の指示に沿った輸液の実施のために，定期的に，また，体位の変換，担架からの移動などの際に，輸液速度，輸液残量の確認を行う必要があろう。

(5) その他

事後の検証のためにも，救急救命処置録や医療機関への傷病者引継書などに，使用した薬剤（商品名），医療機関に引き継ぐまでの総投与量などの記録を残す。救急救命士の取り扱う薬剤の管理手順として，消防庁などより示されたものを表4-2-7に示す。

表4-2-7　救急救命士が取り扱う薬剤の誤投与防止策

- 医薬品の発注に際しては，発注品目の間違いを防ぐため，発注した品目が文章等で確認できる方法で行う
- 医薬品の納品に際しては，発注した医薬品がその品目や規格のとおり納品されたか検品を行う
- 薬剤を使用する場合には，使用準備の段階で，医薬品の商品名等について複数の救急隊員が確認する
- 薬剤を使用した場合は，使用した医薬品の商品名等について適切に救急救命処置録に記載する
- 医薬品の納品，使用，破棄等について，管理簿で適切に記録管理を行う

［救急救命士の取り扱う薬剤の管理手順等における注意事項について（消防庁救急企画室長，厚生労働省医政局指導課長通知　平成21年7月31日）より改変］

B 輸液回路の管理と対策

1. 心肺機能停止前の静脈路確保および輸液に関する留意点

これまでの心肺機能停止傷病者を対象とした場合と異なり，心肺機能停止に至っていない傷病者が対象となるため，処置の実施にあたってはこれまで以上の細心の注意が求められる。増悪するショックの可能性がある傷病者の意識レベルはさまざまであるが，少なくとも意思疎通が可能な傷病者には処置を行う前に適切な説明により理解と同意を得なければ

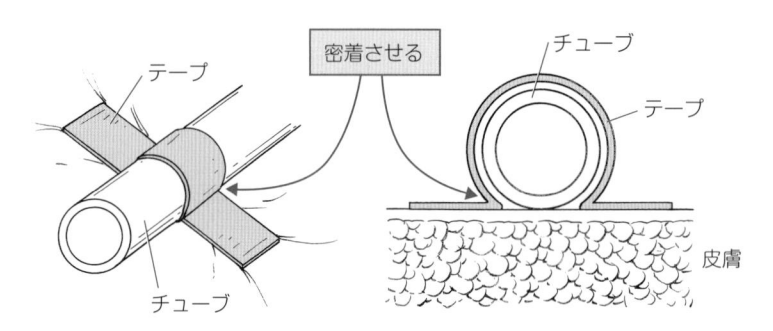

図4-2-1 チューブの固定

ならない。
　また救急救命士は傷病者の状況を正しく伝え，医師のより的確な判断が得られるように常に心がけなければならない。

2. 非心肺機能停止状態の傷病者に対する処置・手技の留意点

1）輸液回路の固定不良

　外筒や輸液回路の固定時はテープと皮膚の接触面積が広いほうがよい。穿刺部位をドレッシングテープで確実に被覆し，輸液回路はループを作成しテープで確実に固定する（図4-2-1）。テープ類がうまく貼れなかったり，剝がれたりするときは，貼付面が汗や血液などで濡れている場合があるため，ガーゼで拭き取った後に，新しいテープを貼り，上からよく圧着する。それでもうまくいかない場合は貼付位置を変えてみる。これらの一連の作業は単独で行うものではなく，介助者と協働して行うのがよい。

2）輸液回路の偶発的抜去

　輸液回路の偶発的抜去には，①静脈留置針の抜去，②ビン針の抜去，③延長チューブの接続部の外れなどがある。医療機関ではドレーン，チューブに関する医療事故が全体の6.1％を占める（表4-2-1）。これは医療事故報告の事故概要分類のうち「医療用具等」ではもっとも頻度が高く，患者をストレッチャーからCT撮影台や手術台への移動時に発生しやすい。
　これまでは救急救命士が静脈路確保を実施するのは心肺停止傷病者であり，医療機関到着前に自己心拍再開となり体動が出現しない限り傷病者が動くことはなかった。しかし，心肺機能停止前に静脈路を確保した場合，ショックに伴う不穏や疼痛による激しい体動により静脈留置針やビン針が抜けてしまうことがある。
　救急救命士が活動中に遭遇する輸液回路の偶発的抜去は，傷病者の自発的な動作が原因であるばかりでない。傷病者をストレッチャーに乗せ救急車内へ収容するとき，あるいは救急車から降ろすとき，さらに初療室でストレッチャーからベッドへ移動させるときに起こり得る。さらに傷病者の移動時だけでなく，例えば呼吸苦を訴え起坐呼吸に体位変換するとき，嘔吐時に吐瀉物を吐きやすいように体位を変えるとき，創傷部の観察のために体位を変えるときなどでも輸液回路の抜去が起こり得る。
　また，救急車内ではマンシェット，酸素チューブ，電極コード，SpO$_2$モニターなど数多くのコード類，時にはバックボードのベルトなどが傷病者につながっている。これらのコード類が交錯して，輸液回路が引っかかり抜去されてしまうことがある。
　抜去されてはならないカテーテルやドレーンであるからこそ，単なる不注意ですまされるものではなく，輸液回路の偶発的抜去には常に注意を払わなければならない。

3）傷病者移動時の安全管理

　傷病者の移動に際しては，輸液回路のクレンメ（ローラークランプ）の緩み，輸液バッグや輸液回路の不適切な取り扱いによる血液の逆流や気泡の混入が起こる。さらに輸液回路が引っ張られることによる留置針抜去や輸液回路の外れ，留置針の部分的抜去による穿刺部位の腫れや漏れが発生する。これらは傷病者の体動によっても生じる。そのため，心肺機能停止状態の傷病者に対する場合以上の細心の注意が必要である。留置針が抜けた場合は，直ちに穿刺部位の圧迫止血を行いつつ，医師への報告と具体的指示を要請する。

以下の手順を参考に輸液回路の偶発的抜去の回避に努める。

(1) 移動直前に全員が一度手を止めて，輸液回路やさまざまなコード類が絡んでいないか確認する。このとき，周囲の障害物も含め，声出しと指差し確認により確実に行う。往々にして他のスタッフが立っている周辺には目が届くが，自身が位置する側にある輸液回路やコード類にうっかり気づかないことがあるため，相互に注意しあうことが大切である。さらに輸液回路固定用テープの剥がれや接続部の緩みなども移動前に確認する。

(2) あらかじめ号令をかける隊員を決める。号令に従って傷病者をゆっくり移動する。このとき，傷病者の頭部に位置する隊員がかけ声役となるとよい。これは，あたかも外傷傷病者のログロールを行うときと似ており，救急隊員などには日頃から慣れた手法であり，頭部の立ち位置から傷病者とその周囲の状況を見渡すにも都合がよいからである。

第5章 病院前医療に関する基礎知識

1 病院前医療と医療倫理
2 救急救命士の法的責任
3 傷病者への説明と同意の取得
4 メディカルコントロール体制
5 オンラインでの状況伝達と指示要請

第5章 病院前医療に関する基礎知識

1 病院前医療と医療倫理

A 救急救命士と医療倫理

「倫理」といわれてわれわれが思い浮かべるのは、「人を殺してはいけない」、「他人のものを盗んではいけない」というルールである。ただし倫理自体は、ルールを意味しているのではない。むしろそれは、「人間関係の秩序」というべきものである。しかし、ルールと秩序は密接に結びついている。というのも、倫理とは、ルールによって支えられた人間関係の秩序と考えることができるからである(それはあたかも、惑星間の秩序が自然法則によって支えられているのに似ている)。そしてさらに、医療という領域では、医療独自のルールが存在する。それが医療倫理である。救急救命士が行うことのできる医療行為は限られたものである。しかし医療に携わるという点において、救急救命士も医療従事者であることに変わりはない。それゆえに、医療従事者が従うべきルールを学ぶ必要がある。

B 「ヒポクラテスの誓い」とパターナリズム

医療従事者(とりわけ医師)が従うべきルールとして受け入れられてきたのは、「ヒポクラテスの誓い」である。この「誓い」は、経験に基づく医学を確立したヒポクラテス(紀元前460頃～375頃)の弟子たちが著したものとされている。そのなかには、「女と男、自由人と奴隷の違いを考慮しない」、「他人の生活について秘密を守る」など、現代にも通じるルールが記されている。しかし同時に、この「誓い」には、患者の意向を尊重するという視点が欠けている。「わたしの能力と判断力の限りをつくして食養生法を施します。これは患者の福祉のためにするのであり、加害と不正のためにはしないようにつつしみます」という「誓い」の文言は、そうした視点の欠如を示し

表5-1-1 リスボン宣言における「患者の権利」

- 良質の医療を受ける権利
- 選択の自由の権利
- 自己決定の権利
- 情報に対する権利
- 守秘義務に対する権利
- 健康教育を受ける権利
- 尊厳に対する権利
- 宗教的支援に対する権利

＊「選択の自由の権利」が病院や医師などサービス提供者の選択にかかわるのに対して、「自己決定の権利」は患者が受けるサービス内容の選択にかかわる

ている。確かに患者の福祉は重要視されているが、それはあくまでも医師の判断に基づくものなのである。今日、患者自身の視点を顧慮しない「誓い」の姿勢は、パターナリズムとして批判されている。なぜならこのような考え方は、医師(医療従事者)と患者の関係を、父親(パテール)と子どものようにとらえているからである(もちろんパターナリズムのすべてが否定されているのではない。このことについては後に触れる)。

C 「患者の権利」の広まり

パターナリズムの「医師が決める」という考え方に対して、現在では「患者が決める」ことの重要性が謳われている。こうした変化をもたらしたのが、「患者の権利」の広まりである。この言葉が広まるきっかけとなったのは、米国病院協会による「患者の権利章典」(1973)である。そこでは、「思いやりのある、敬意を伴うケアを受ける権利」、「自分の診断、治療、予後に関して、関連する最新の情報を理解できる仕方で伝えられる権利」、「治療を行うに先立って、そして治療中に、ケアプランについて決定を行う権利」などがあげられている。その後この権利は、世界的な広まりをみせている。世界医師会は1981年に、「患者の権利に関するWMAリスボン宣言」を採択した(表5-1-1)。そこでは、「良質の医療を受ける権利」を筆頭に、さまざまな権利があげられている。そし

てこのなかでも,「自己決定の権利」は,「患者が決める」ということを端的に示すものだといえよう。

わが国でも,全国病院協会「病院のあり方に関する報告書」(2007)において,「患者の選択権や決定権をより尊重しなければならない」と述べられている。さらに,日本弁護士連合会からは「安全で質の高い医療を受ける権利の実現に関する宣言」(2008)が出され,厚生労働省の検討会では「患者の権利に関する体系」(2009)という報告書がまとめられている。

D タスキギーの梅毒事件と生命倫理の新たな原則

しかし,現在の医療倫理学において,基本的なルールとして広く受け入れられているのは,患者の権利ではない。むしろ重要視されているのは,そうした権利を,医療従事者が従うべきルールとして示した生命倫理の4原則である。この原則が成立するうえで大きな影響を与えたのは,タスキギーの梅毒研究であった。

この研究は,米国の公衆衛生局が1934～1972年にかけてアラバマ州タスキギーで行った梅毒研究である。対象となったのは,貧民層に属する黒人約600人である。梅毒患者の病状変化を調査する目的で行われていたこの研究では,積極的な治療処置はいっさい行われなかった(1940年代にはペニシリンが実用化されていた)。そもそも梅毒患者たちは,「無料の」治療を受けられるという説明を受けて研究に参加していたのである。研究者内部ではほとんど問題視されることのなかったこの研究は,内部告発により新聞社へ伝えられ,社会が知ることになった。当時,公民権運動や消費者運動などの権利運動が盛んだった米国において,タスキギー研究は大きな衝撃を与えたのである(こうした流れの中で,先に触れた「患者の権利章典」も作成されたのである)。

この事件を受けて,1972年には国家研究法が成立する。この法律では,大きく2つのことが求められた。1つは,施設内倫理委員会という研究審査システムを導入すること,そしてもう1つは,研究の倫理的正当性を検討する際のガイドラインを作成する国家委員会を設置することである。後者に関しては,胎児,囚人,子どもなどの個別的なテーマを扱うとともに,もっとも基本となる原則の定式化も試みられた。「ベルモント・レポート 人間の被験者保護のための倫理的原則およびガイドライン」(1979)はそうした試みの成果であり,「人格尊重」「善行」「正義」という3つの原則を提示した。

このレポートは,あくまでも研究参加者保護のために作成されたものであった。しかし,報告書の作成に携わったビーチャムとチルドレスは,同年に『生命・医療倫理学の諸原則』という著作を出版する。この著作において2人は,「自律尊重」「無危害」「善行」「正義」の4原則を,研究だけではなく医療全般へと拡張する。4原則を提示したこの著作は,2008年には第6版が出版され,生命倫理学において確固たる地位を築いている。

E 生命倫理の4原則

それでは具体的に,生命倫理の4原則の内容をみてみよう。

1. 自律尊重原則(人格の尊重)

自律尊重原則とは,「個人の自律的決定を尊重せよ」というものである。そして尊重の具体的なあり方として重要視されているのが,インフォームドコンセントである。インフォームドコンセントが成り立つためには,患者が十分な情報を得て,その情報を理解し,強制されることなく自発的に同意することが必要とされる。しかし救急医療の現場においては,患者が決定できる状態にない場面も想定される。また,たとえ当人の意向を推定したうえで同意できる代諾者がいたとしても,十分な時間がとれるとは限らない。そのような場合には,この原則を脇において,他の原則から処置の是非を判断する必要がある。それゆえにパターナリズムが正当である場合はある。

2. 無危害原則

無危害原則とは,「他人に危害を加えてはならない」というものである。ここで注意すべき点は2つある。第一に,「危害」は身体的なものに限らない。それゆえに,自らの言葉が患者を傷つけるものとならないように配慮することも,この原則から求めら

れる。第二に，この原則があるからといって，危害を伴う医療行為がすべて禁止されるわけではないということである。例えば，副作用を伴う手術を考えてみよう。このとき手術は，無危害原則からさしあたり禁止される。しかしもしこの手術が，危害を正当化するだけの利益をもたらすのであれば，認められる可能性は十分にある。最終的にその手術の是非を考えるうえでは，他の原則(この場合には善行原則)も考慮する必要がある。

3. 善行原則

善行原則は，「他人の利益のために行為せよ」というものである。この原則に関しても，無危害原則と同じ点を注意しておきたい。第一に，「利益」は身体的なものに限られない。救急救命士の一言は，突然の事態に困惑している患者の気持ちを——わずかではあるかもしれないが——落ち着かせることができる。そしてこれは，善行原則から求められていることなのである。第二に，利益を期待することのできるあらゆる行為が最終的になすべきとされるのではない。例えば災害現場において，複数の救命可能な傷病者がいたとき，善行原則からはさしあたりすべての傷病者を治療すべきだとされる。しかし，これだけでは「どのような順番で」治療するのかを決めることはできない。最終的に誰から処置するのかを決めるためには，正義原則の観点から考察する必要がある。

4. 正義原則

正義原則とは，「利益と負担は公平に分配されなければならない」というものである。この原則は，誰に対しても機械的に同じように振る舞うように求めているのではない。問題は，1人ひとりを「それ」相応の仕方で扱っているかどうかである。例えば，「テストの点数」に応じて成績が異なることは，同じ扱いではなくても認められる。同じように，「病状に応じて」，救急で搬送された傷病者と感冒の傷病者の間に優先順位がつけられることも，正義原則によって説明することができる。しかし，正義原則自体は，いついかなるときも病状に応じて優先順位を決めるように求めているのではない。それ相応の「それ」は状況に応じて変わり得る。

以上が4原則の概略である。すでにこの説明から明らかなように，4原則をただ機械的に当てはめれば「倫理的に適切な行為」が明らかになるのではない。どこまで説明すれば「十分な」説明なのか，危害に対して利益がどれほどあれば，無危害原則ではなく善行原則が優先されるのか，さらには，何を基準に治療の優先順位を決めればよいのか。これらをさらにルールとして明示することは，おそらく困難である。それゆえ，倫理のすべてをルールとして語ることはできない(倫理のマニュアル化は，ないものねだりである)。4原則を踏まえて適切な判断を下すためには，実践を通じて学んでいくというプロセスが必要不可欠である。

第5章 病院前医療に関する基礎知識

2 救急救命士の法的責任

A 救急救命士の法的責任

一般に，救急救命士の法的責任には，民事責任，刑事責任，行政処分の3種類ある。

民事責任は，債務不履行または不法行為があった場合に，生じた損害を金銭賠償か原状回復により責任を問う，私人間の紛争を法的に解決する手段である。救急活動においては，原状回復を求めることはほとんど考えられないので，生じた損害の賠償を金銭で求めるという方法で責任を問われることになる。もっとも，救急隊員は，地方公務員として救急活動という公務中の活動について損害賠償を問われることになるので，民法に基づく請求ではなく，国家賠償法に基づく損害賠償請求事案ということになる（国家賠償法第1条第1項）。したがって，救急救命士が個人として民法の不法行為に基づいて損害賠償事案の被告となることはないものの，応急処置に重大な過失が認められた場合には，求償権を行使される可能性はある（国家賠償法第1条第2項）。

刑事責任は，懲役刑，罰金刑に代表される刑罰を科すことによって責任を問う，国家刑罰権の発動を求めるものである。この場合，誤判は許されず，真相究明が求められることから，比較的明らかな過誤等が認められる場合に限って刑事責任は問われることになる（刑法第211条，業務上過失致死傷罪）。これまで，救急隊員の活動について刑事責任が問われたのは，武生簡略平成13年4月26日（ストレッチャーのベルトを締め忘れたために傷病者を落として骨折させた事案）1件のみである。

行政処分は，厚生労働大臣の諮問機関である医道審議会の議を経て，厚生労働大臣が救急救命士法に基づき，救急救命士免許の剝奪，停止を命ずることで責任を問うものである。

以上，法的責任には3種あり，事案によってこの1つあるいは複数が問われることになる。

B 救急救命士の応急処置が正当化される理由

救急救命士の傷病者に対する応急処置が正当化されるためには，①救急救命士の資格を有する者により，②適法な職務行為として実施基準（活動基準・処置基準）に従って，③救急処置水準に適った方法で，④できる限り説明を尽くして実施していること，が必要とされる。そして，本来医師の資格を有する者が実施すべき医療行為のうち，医師の指示があれば実施できる相対的医療行為（例えば，看護師による静脈注射。これに対し，診断，手術等は医師でなければ実施できない絶対的医療行為とされている）の1つとして，上述の高度化された処置は実施されることになる。

オンラインメディカルコントロール（オンラインMC）下で実施される特定行為に関しては，医師法第17条の「医師でなければ医業をしてはならない」という規定と，医師法第20条の無診察治療等の禁止の規定との関係から次のように理解される。地域MC協議会により策定されたプロトコールに従って指示指導医に対する指示要請がなされ，これに対して指示指導医から特定行為実施についての具体的な指示が行われるのである。したがって，救急隊員は策定されたプロトコールを十分に確認しておくことが必須である。

ちなみに，救急救命士以外の救急隊員の応急処置について，その応急処置が正当化されるのは，特定行為に比べると医的侵襲レベルが低いため，救急現場で個別具体的な医師による指示は必要とされてはいない。教育・訓練・あらかじめ策定されたプロトコールなどにより，潜在的なMCを受けていると理解され，医師法第17条と第20条の規定との抵触がないと考えられている。

C インフォームドコンセント

これまでの認定救急救命士が実施する特定行為は，心肺機能停止の傷病者が対象であったことから，

インフォームードコンセント(以下，IC)に関しては，さほど問題にされることはなかった。しかし，今般の処置拡大は，心肺機能停止前の傷病者と低血糖発作傷病者であり，救急救命士が処置を実施することが正当化されるためには，「できる限り」ICを実施することが求められることになる。ただし，医療機関の外来とは異なり，限られた時間内での活動が求められる救急現場で，的確・適切にICをとることは難しい。このため，市民に対して，この処置の内容と必要性を事前に理解されるように広報活動を積極的に行うことのほうが必須と考える。そして，現場において，スムーズに処置が実施できるように環境を整えていくことが重要である。

D 救急活動中の薬剤投与をめぐる法律問題

1. 薬剤の補充・点検・管理の不備

これは，消防本部および薬剤管理担当者，救急隊員の薬剤に関する管理責任の問題である。薬剤の補充・点検・管理などを怠ったために重篤な結果を生じさせた場合に，重篤な結果との因果関係が証明されれば，もちろん，国家賠償法に基づく損害賠償事案となる。このような場合に実質的に消防本部および関係者の法的責任を免れることはできない。したがって，救急車内の環境を考慮した保管状態の管理，補充体制の整備などについて，消防本部および薬剤管理担当者，救急隊員は絶えず注意を喚起しておく必要がある。

2. 誤投薬

薬剤の取り違えなどによる医療過誤訴訟は，民事および刑事を問わず，医療過誤件数に占める割合が比較的多くなっている。現在の救急業務においては，米国のパラメディックに比べると使用できる薬剤の種類がきわめて少ないので，このような単純ミスが起こる可能性は少ないかもしれない。ただし，傷病者に対する観察が不十分で，誤った投薬が実施されるおそれがないとはいい得ない。その場合に，救急救命士の観察ミスであることが証明されれば，国家賠償法に基づく損害賠償請求や業務上過失致死傷罪の適用の可能性も考えられる。

また，現場で救急救命士が傷病者の観察を誤り，その誤った観察結果に基づいた指示要請に対して指示指導医が指示を出している場合に，その観察結果に従えばプロトコール上は的確な指示を行っているといい得るときには，指示指導医が法的責任を問われることはない。

3. 針刺し事故

針刺し事故を起こした際に，傷病者が後天性免疫不全症候群(AIDS)や肝炎のキャリアの疑いがある場合，傷病者本人の同意なしには医療機関搬送後検査が行えないため，救急救命士に対する事後的な予防的処置が十分にできない可能性がある。このような事案における感染事故はきわめてまれなことではあるが，救急救命士の生命・健康を感染事案から守るための法令整備が不十分なままに活動が実施されているのが実情である。今後，薬剤投与の機会がこれまで以上に増加することを考えると，何らかの法令整備が必要である。

E 薬剤投与不成功事案

例えば，出血性ショックの傷病者に穿刺したものの外筒を進めることができず抜去した事案，血管走行が確認できず穿刺できなかった事案，点滴漏れ等で傷病者が重篤な結果に陥った事案，あるいは観察が不十分で本来は静脈路確保して輸液を実施すべき場合で傷病者が重篤な結果に陥った事案などが実際に起こり得る可能性が高い。

この種の事案は，積極的な応急処置を実施した際の過誤により重篤な結果が生じたものではなく，薬剤投与が不成功に終わったことと重篤な結果との因果関係を証明することは，容易ではない。

しかし，救急業務の高度化および処置範囲の拡大に対する国民の過度の期待から，この種の不成功事案に対して疑問・不満を抱き，国家賠償法に基づく損害賠償訴訟に発展する可能性も否定できない。訴訟にまで発展しないまでも，不成功や未熟な救急隊員を乗車させていることに対する消防本部や消防署に対して問い合わせやクレームを寄せてくる事案が起きることは当然予想される。そうしたときの対応によっては，訴訟に発展する事案もあり得る。

また，不成功事案がクレームや訴訟に発展するおそれがあることから，処置範囲拡大適用事案であって，それを実施する資格を有しているにもかかわらず，観察や静脈路確保の施術などに自信がもてない場合に，自己保身のために，的確な処置を実施しない，不作為(ふさくい)事案が生じる可能性もあり得る。そのような場合に，そのことに関する訴訟が起こる可能性も否定できない。

F 救急救命士に求められる心構え

上述のように，救急業務の高度化，処置範囲の拡大は，救命率の向上や後遺症の軽減につながる効果が期待される一方，法的観点からすると，過誤の可能性が今まで以上に高まり，訴訟に巻き込まれる可能性のあるという負の面も消防側には存在していることを確認しておく必要がある。

しかし，救急救命士としては，負の面を恐れず，負の面が顕在化しないようにしながら，救急業務の高度化に対応していくことが期待される。そのためには，有資格者といえども教育・訓練・実習から時間が経過するにつれて技量が落ちてくること，観察力に対するチェックがなされていないことなどを考慮して，地域MC協議会，消防本部が連携してシミュレーション訓練を実施することが不可避であり，救急救命士も自己の技量を自覚して，継続したトレーニングをしておく必要がある。

そして，こうした高度化した処置に関しては，とくに，観察結果とプロトコールに従った処置をすること，およびそのことに関して救急活動記録票および処置録に的確に記載をしておくことが求められる。

第5章 病院前医療に関する基礎知識

3 傷病者への説明と同意の取得

A 医療倫理からみた説明と同意

医療の現場で使用する"説明と同意"は「インフォームドコンセント(IC)」の和訳であり，"医療行為を提供する際に，その医療行為に関する十分な情報を与えたうえで対象となる患者やその関係者からその医療行為を施行することの承諾を取得する"という意味である。したがって，病院前救護では情報が与えられる者は傷病者，あるいはその関係者ということになるが，情報の受け手側の理解度や心情を十分に配慮したものでなくてはならない。

そもそも医療を受ける側への配慮やその権利が強く認識された背景には近世の大戦，とくに第二次世界大戦後に各地域で明らかになった非人道的，非倫理的な多くの悲劇に医学が強く関与したという反省がある。

1948年に公表された"ジュネーブ宣言(1948年，その後1984年，1994年，2005年，2006年修正)"では医療者倫理感の規範を述べた"ヒポクラテスの誓い"の精神に基づいて，当時の悲劇的な状況を改善するために医療倫理の根幹である医学の立場と患者の人権を述べている。医師はいかなる脅迫があっても人間の権利や自由を侵すことに手を貸すことはないと宣言している。さらに，1964年にヘルシンキ宣言(2000年改定)が公表され，インフォームドコンセントの重要性と必要性が強調された。また，自由を保障したリスボン宣言(1981年，その後1995年および2005年に修正)では医療を受ける側の権利や医療提供者側の配慮や判断が記載されている。すなわち良質の医療を受ける権利，選択の自由，自己決定権，意識障害患者や法的無能力者への代理人問題など，われわれ医療人に求められるもっとも基本となる考え方が記載されている。

このように"説明と同意"に求められるものは，説明をする側である医療者の高い倫理性，人間性と豊富な知識，正確な判断，そして同意を得る対象への人権と自由への配慮である。

B 救急現場での"説明と同意"

1. "説明と同意"の前提

病院前救護では傷病者側に説明をするのは一般に救急隊員であり，心肺機能停止前の輸液・ブドウ糖投与に関する説明は担当した救急救命士が行うことになる。救急現場で心肺機能停止前の輸液・ブドウ糖投与に関する円滑な"説明と同意"が成立するためには，①倫理的，医学的に正しいことを説明している，②傷病者が正確に理解している，③自由意思に基づく自己決定である，という3つの要素が前提となる。すなわち，傷病者側の理解度に合わせた平易な言葉で，かつ医学的に正しい内容を説明し，その結果として同意が成立するという手順が必要である。

2. 救急現場での"説明と同意"にかかわる特殊性とその対応

救急現場における"説明と同意"，とくに心肺機能停止前の輸液・ブドウ糖投与に関する"説明と同意"には以下のような特殊性がある。

(1) "説明と同意"を行う十分な時間がないことが多い。

(2) 傷病者からは同意を得られる状態でなく，かつ家族などの代諾者がいない場合がある。

(3) ショック状態や低血糖では傷病者に意識障害がある，また意識があっても傷病者は正確に意思を表現できないことがある。

(4) 家族などの代諾者から同意を得なければならないことがある。

(1)のように傷病者，または家族などに説明する時間的余裕のないまま，特定行為などの医行為が行われる場合がある。その際は，その後に時間的な余裕が得られたならば処置の内容やその時点の判断などについて説明する必要がある。

(2)のような場合では救急救命士は医療者としての見識と善行を背景に，傷病者にとって最善の選択が

(3)や(4)のように傷病者から同意を取得することが困難な状況の場合には，以下のような判断のもとに対応することが求められる．

1) 意識のない傷病者への対応

傷病者に意識がないか，自らの意思を表すことができない場合に"説明と同意"を行う際には，前述のリスボン宣言によると法律上の代理人から同意を得ることになる．なお，救急現場における救急救命士による心肺機能停止前の輸液・ブドウ糖投与実施のために平成24年度に先行的に行われた実証研究では，そのような場合の対応を「臨床研究に関する倫理指針」に則って，"説明と同意"の対象は「救急の現場もしくは救急搬送途上に居合わせた当該被験者の法定代理人であって，被験者の意思及び利益を代弁できると考えられるもの，あるいは当該被験者の配偶者，成人の子，父母，成人の兄弟姉妹若しくは孫，祖父母，同居の親族，またはそれらの近親者に準ずると考えられる（以後，家族などの代諾者と記載する）」とした．したがって，意識のない傷病者に対してはこのような家族などの代諾者からの同意取得という考えで対応すべきである．

また，そのような家族などの代諾者がおらず，傷病者に緊急の処置などが必要な場合においては，傷病者にあらかじめ処置を拒否する意思が明確な場合や明確ではないが拒否が疑われる場合以外は，処置について傷病者の同意があるものとして，または傷病者にとって最善の選択肢を提供できているものとして扱うことになる．したがって，救急救命士が必要と判断した際には処置を施行すべきである．例えば自殺企図によって意識のない傷病者について，医療者は生命を救うため全力を尽くすこともリスボン宣言には明記されている．

2) 法的に無能力な傷病者への対応

傷病者が未成年または法的無能力者の場合には，前述同様の方法で同意を得る．しかし，法的無能力者が合理的な判断をなし得るならば，その意思決定を尊重する．家族などの代諾者が傷病者の最善の利益に即して判断していないと思われるなら，医療者として家族などの代諾者の決定に意義を申し立てるべきである．緊急を要する場合には傷病者の最善の利益に即して行動すべきである．

3) 傷病者の意思に反する対応

リスボン宣言にもあるように，患者（ここでは傷病者）の明確な意思に反する処置あるいは治療は，原則として行うことができない．しかし，特別に法律が認めるか，医の倫理の諸原則に合致する場合には，例外的な事例として行うことができる（例えば心室細動に対する電気ショックなど）．

後述のような傷病者からの事前の書面による指示があって，これが法的に重要な意義があるならそれに従うべきである．しかし，そのようでなければ，倫理的な規範に則って行う．

上記のようなさまざまな理由で，救急救命士による"説明と同意"が不十分であった場合には，搬送先の医師，看護師などが協働してそれを行うべきである．そのためにも，救急現場での救急救命士による心肺機能停止前の輸液・ブドウ糖投与は"説明と同意"の方法を含め，地域での実情に合わせたMC協議会の積極的な関与が必要である．

また"説明と同意"の一連の過程は，活動記録票などに遅滞なく記載することが重要である．

参考：生前意思（リビングウィル）と事前指示（アドバンスディレクティブ）

健康で正常な判断ができる際に本人の終末期や死後の対応についての意思を生前意思（リビングウィル：living will）といい，そのための具体的な対応を事前指示（アドバンスディレクティブ：advance directive）ということがある．例えば，望まない医療ないし無益な延命措置を受けることを拒否する意思とその後の指示が記載された書面がこれに相当する．自己決定を行う具体的な方法の1つである．

C 傷病者への"説明と同意"の実際

"説明と同意"の取得は，前述のように医療を行う際に世界的にも重要なものと位置づけられている．そして，医療にかかわる"説明と同意"は十分な時間と多くの情報提供が一般的には不可欠である．しかし，救急現場で心肺機能停止前の輸液・ブドウ糖投与に関して救急救命士が行う"説明と同意"は，医療施設で行われる日常診療の"説明と同意"とは自ずから異なる．

1. "説明と同意"の具体的手順

1) 傷病者本人への"説明と同意"の手順

(1) 傷病者本人に対し，実施する処置，意義，内容，およびその効果などについて説明する。
(2) 傷病者本人から同意を得る。
(3) 同意を確認した後，処置を実施する。

2) 代諾者への"説明と同意"の手順

(1) 意識障害などにより傷病者本人から同意を得ることが困難な場合，代諾者に対し，実施する処置，意義，内容，およびその効果などについて説明する。
(2) 代諾者から同意を得る。
(3) 同意を確認した後，処置を実施する。

●具体的な"説明と同意"の方法

説明例1：心肺機能停止前の輸液

○○さんは循環不全の状態と考え，早急に点滴をして循環不全を改善したほうがよいと判断されます。なお，点滴に際しては一定の時間がかかり，病院までの搬送時間が若干延長する可能性や点滴がうまく入らない場合などがありますが，循環不全が改善する可能性があります。点滴を拒否した場合でも，直ちに搬送の準備に取りかかりますのでご安心ください。点滴を行ってもよろしいですか。

同意が得られた場合，輸液を行う。

なお，これらの過程は活動記録票に記載する。

説明例2：血糖測定とブドウ糖投与

○○さんの意識障害の原因として低血糖が考えられます。なお，測定に際しては一定の時間がかかり，病院までの搬送時間が若干延長するなどの可能性がありますが，もし，低血糖である場合，ブドウ糖を投与することで意識を回復させる可能性があります。血糖測定を拒否した場合でも，直ちに搬送の準備に取りかかりますのでご安心ください。この器具を使って血糖値を測ってもよいですか。

承諾が得られた場合，血糖を測定する。

・低血糖であった場合

○○さんの血糖値は○○ mg/dL でした。引き続いてブドウ糖を点滴します。点滴を行うには一定の時間がかかり，病院までの搬送時間が若干延長するなどの可能性がありますが，ブドウ糖を点滴することにより意識が改善する可能性があります。点滴ができれば，ブドウ糖の投与を行いたいと思いますがよろしいですか。ブドウ糖の点滴を拒否した場合でも，直ちに搬送の準備に取りかかりますのでご安心ください。

承諾が得られた場合，ブドウ糖を投与する。

これらの一連の過程は活動記録票に記載する。

・低血糖でなかった場合

○○さんの血糖値は○○ mg/dL でした。低血糖による意識障害ではないようですので，ブドウ糖投与は行わず病院へ連絡し搬送します。

これらの一連の過程は活動記録票に記載する。

3) 傷病者本人や代諾者に"説明と同意"が行えない場合の手順

意識障害などにより傷病者に病態や行うべき処置の説明やその同意を取得困難な状況で，かつ家族などの代諾者がいない場合であって，救急救命士がその知識や医療者としての倫理観に基づいて処置が必要と判断した際には，リスボン宣言の主旨に則って傷病者の同意があるものとして，または傷病者にとって最善の選択肢を提供できているものとして扱うことになる。したがって，救急救命士が処置が必要と判断した際には施行すべきである。

なお，これらの判断や処置施行の過程は活動記録票に記載する必要がある。

救急救命士法において，救急救命士は救急現場ならびに搬送の途上において医師の指示のもとに特定の医行為を行うことができる。これらの医行為や処置は，救急救命士が医学的に正しく観察し判断していること，指示を与える医師が状況を正確に理解していることが前提となる。したがって，医師の具体的，または包括的な指示を受けるには，自らの観察と判断などを正確に報告することが課せられる。そして，それを記録に残すことも義務づけられている。

病院前救護として行われたさまざまな判断や行動は，医療機関で開始される診療に先立つもので，搬送先の医療スタッフらと適切な連携を図らなければならない。病院前救護の質向上を目的とした地域MC体制は，そのような地域の社会的な仕組みを担っているが，その大きな責務が救急救命士に課せられている。

第5章 病院前医療に関する基礎知識

4 メディカルコントロール体制

A 処置拡大とメディカルコントロール

メディカルコントロール（MC）とは，医師が医療関連行為を医療補助の資格を有する者に委ねる場合，その質を保証する仕組みとして位置づけられている。これは救急救命士に処置拡大を認めるための質と安全の保証として，医師による指示体制の確立が欠かせないからである。とくに救急救命処置における特定行為は診療の補助に相当する一定の医行為であり，MCから逸脱することは許されない。

B 医療関連行為実施の原則

医療関連行為は人体に及ぼす危険性に応じて，①医師の医学的判断と技術が必要なもの（絶対的医行為に相当），②医師の医学的判断のもとに指示があれば有資格者が行えるもの（相対的医行為），③医師の医学的判断は必要とせずに有資格者が行えるもの，の3段階に分けることができる（表5-4-1）。

今日，医療機関では医療の高度化と細分化のため，医師がすべての行為を実施するのは困難であり，専門分野を担うそれぞれのコメディカル（医師以外の医療関連職種）と連携して患者に対応している。ましてや，病院外では医師が常に存在するわけではないので医師以外の者が対処しなければならず，その意味において保健師や救急救命士など医師以外の有資格者が存在して，上記の②または③のレベルで対応しているととらえるべきである。

医療関連行為の質と安全を保証するには指示体制の確立と行為実施後に検証する仕組みが不可欠であり，医学的見地から医師によってなされるこの一連の業務がMCである。この仕組みは医療機関の内外，医師の在・不在を問わず，構築されなければならない。

C メディカルコントロールのコア業務

病院前救護におけるMCでは次のような業務が中核をなす。まず，①医師が処置，搬送手段，搬送先などに関するプロトコールを作成し，救急隊員をはじめ関係者に周知させる。救急業務中においては，②救急隊員はプロトコールに従った活動を行い，必要に応じてオンラインにて指示，助言を受ける。搬送後においては，③実施した結果についての評価，医学的分析（検証）が行われる。さらに，この結果から，④プロトコールが修正され，システムの改善が図られる。不具合が修正できるようフィードバックと再教育を受ける。

1. プロトコールの策定

医療機関内では医師が看護師に薬の投与など医行為の一部を委任し，代行してもらうことが多い。表5-4-1の②に相当する。この場合，患者の範囲，病態を明確にしたうえで医師から事前に指示を与える場合と，個人の病状に応じた指示簿を医師が作成し，看護師はその具体的指示に従って行動する場合とが

表5-4-1 医療関連行為とその実施者の関係

段階	医療関連行為	判断と実施
①	医師の医学的判断および技術をもってするのでなければ人体に危険を及ぼし，または及ぼすおそれのある行為（絶対的医行為）	医師が判断し，かつ医師のみが実施
②	医師の医学的判断をもってするのでなければ人体に危険を及ぼし，または及ぼすおそれのある行為（相対的医行為，特定行為を含む）	医師の指示により，有資格者が実施
③	療養上の世話，介護 要救護者に対する応急手当	有資格者による判断と実施時に，医師の包括的指示

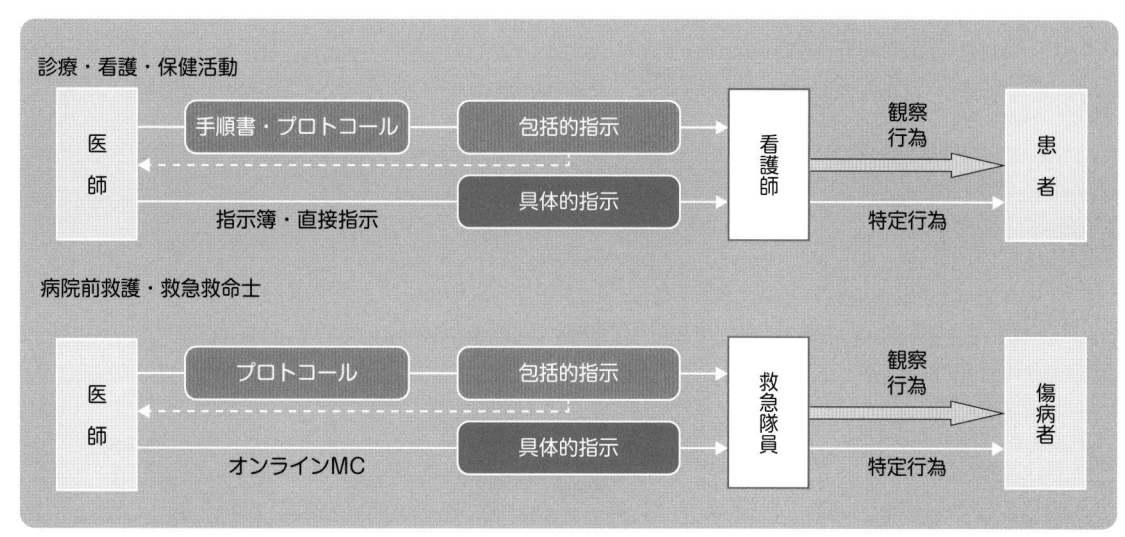

図5-4-1 特定行為の指示の受け方とプロトコールの位置づけ

ある(図5-4-1)。前者の指示の与え方を包括的指示と呼び，事前に発行された手順書やプロトコールに従う。ただし，想定外の出来事や指示どおりでない事態が生じれば，医師に報告し，具体的な指示を受けなければならない。高度な判断と技術を要する行為も具体的指示が必要であり，このような行為を特定行為と呼ぶ。指示内容を文書化したものが手順書や指示簿である。

病院前救護においても救急救命士の判断や行為には，医師による看護師への指示と同様の関係が存在する。したがって，病院前救護で医療関連行為を反復・継続して実施するにあたっては医師による事前指示が必要となる。医療機関とは異なり，医師が存在しない病院前救護ではプロトコールに記載された包括的指示に従うのが原則であり，逸脱する場合は直接，指示を受ける。また，特定行為については個々に直接，指示を受けることが義務づけられている。これが法で定められた「具体的指示」(オンラインMCともいう)である。プロトコールには包括的指示による判断や行為のみならず，具体的指示を必要とする状況および特定行為の詳細が記載される。

2. オンラインメディカルコントロール

特定行為となる救急救命処置を行うには具体的に医師から指示を受けなければならない。通常，救命救急センターを中心とした医療機関がホットラインで医師との迅速な交信に努めている。地域によっては，消防指令室や情報センターに詰めた医師が対応している。特定行為のみならず，プロトコールを守れない状況や対応が困難な事例に際しても，オンラインMCを通して指示，助言を求めなければならない。したがって，オンラインMCを担当する医師は救急診療に精通していることに加え，発行されているプロトコールを熟知していることが条件とされる。

3. 事後検証

プロトコール対象の事例，重症例および対応困難例を中心に医師が医学的な立場から検討するのが事後検証である。処置拡大に伴う特定行為の事例は検証の対象である。検証では救急救命士の行った観察，処置，記録および医療機関選定などを傷病者の転帰との関連で検討を加える。特定行為につては収容先の外来転帰や診療情報との照合が重要である。個々の事例を対象に救急救命士の判断と行為を検証するのが目的であるが，時に消防機関の業務や医療機関側の対応などの問題が明確になり，その地域の救急医療体制の是正に言及されることがある。検証は，プロトコールに照らして行われるが，検証医による判定の較差をなくすために客観性をもった判断基準が設けられている。

4. 再教育

検証により明らかになった問題点は早期に救急救命士個人，消防機関にフィードバックする。検証の結果，注意すべきことや改善すべき点がみつかれば，

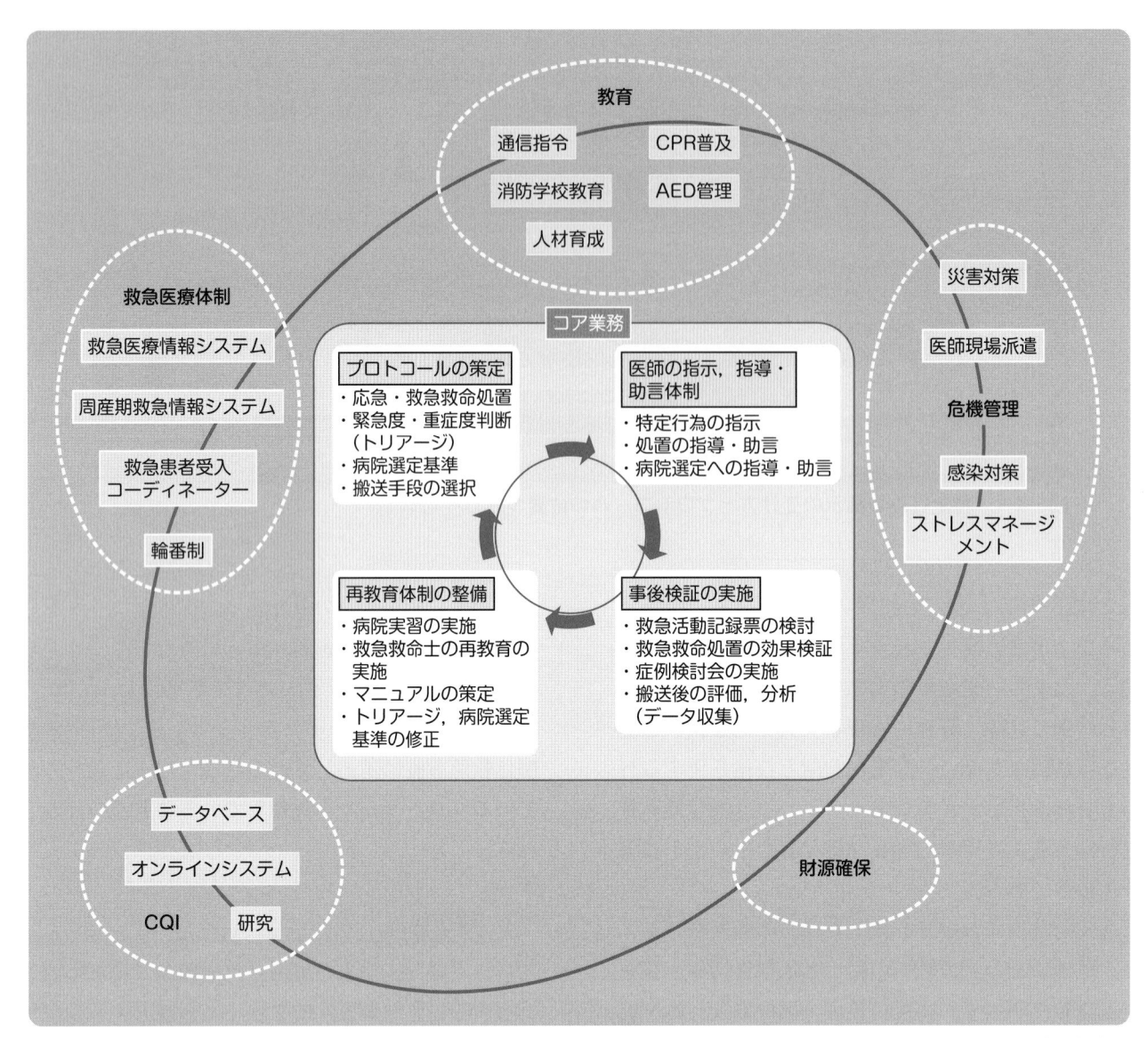

(日本救急医学会メディカルコントロール体制検討委員会編：病院前救護におけるメディカルコントロール,へるす出版,東京,2010, p 6. より引用)

図5-4-2　病院前救護におけるメディカルコントロールと業務範囲
CQI：continuous quality improvement, CPR：cardiopulmonary resuscitation, AED：automated external defibrillator

事例検討会を介して警告するだけでなく，個人に通知し，再教育の重点項目とする。個人面談，レポート提出なども考慮される。また，場合によっては，その地域救急医療体制の改善やプロトコールの修正，追加が必要となる。

再教育には検証により指摘を受けた問題点のみならず，救急救命処置の各種経験も加味される。一定期間に経験できなかった事例やうまくこなせなかった処置についても再教育の対象となる。

D 病院前救護全体のメディカルコントロール

救急業務では傷病者の安定化を図る処置と並行して，緊急度と病態に応じた医療機関の選定と搬送を行わなければならない。医療機関や診療科の選定は適正な診療を受ける機会を奪わないために的確な判断を下す必要があり，そのためには傷病者の緊急度や病態を正しく判断できる観察力が求められる。搬送業務そのものについても，搬送後の転帰を通してその是非を検証するなどMCが実施される必要がある。

今日のMCは，前述した医療関連行為とここに述べた医療機関選定に関する監督的な責務をコア業務として，教育，危機管理，質の向上，財源確保などについても関与するのが望ましいとされ，対象も救急隊員だけでなく，通信指令員など病院前救護にかかわる職員全体に拡大されつつある(図5-4-2)。

第5章 病院前医療に関する基礎知識

5 オンラインでの状況伝達と指示要請

　救急救命士から医師への効率的な指示要請を行うには，「言葉」による情報伝達の特殊性について理解する必要がある。

A　情報伝達の成立過程

　情報伝達は，送信者と受信者，伝達内容，伝達手段という3つの要素によって構成される。

　その成立過程を図5-5-1に示す。なお，本図はシャノン・ウィーバーによるコミュニケーションモデルを土台にワーキングメモリーなどの理論を加えたものである。

　情報発信者は，外部から入力(認知)した多くの情報を，自身の脳内に準備された辞書機能を用いて，それぞれを意味づけ(記号化)する。意味づけされた個々の情報は，取捨選択され，関連性を見出されて新たにグループとしての意味づけがなされる(グルーピング)。そして最終的な伝達内容としてまとめられ，伝達順位づけがなされて(編集)，言葉が伝達手段として発信される。

　伝達された内容は，受信者においていったん記憶され，解読されながら理解される。伝達媒体が文書の場合には，伝達内容量がいかに多くとも，文書そのものが「外部記憶装置」のような役割を果たすので，受信者は全体を俯瞰したうえで，必要な部分に分けて，何度でも同じ内容を読み返すことが可能となる。そのことは，伝達内容を部分ごとに分けて理解すること，全体の情報内容をいったん包括して，全体との整合性を確保しながら個々の情報を再構築することを可能とする。

　一方，伝達媒体が言葉の場合には，話される順番に記憶，解読，理解へと処理的につながっていく。解読が終わる前に記憶容量がいっぱいになると，情報伝達を維持するためには，記憶を止めるか，解読時間を短縮するしかない。記憶を止めれば当然記憶されなかったぶんの情報量は少なくなり，解読時間が短縮されれば，そのぶんだけ解読，編集の質は下がる。多くの場合，両方の理由が相まって情報伝達の質は著しく低下する。また，言葉は現在進行形であるので，全体像は常に現在伝えられつつある部分までであり，最終的な全体像は情報伝達が終了した時点まで把握されることはない。すなわち，情報伝達時に全体との整合性を確保しながら，個々の情報を再構築することは不可能である。

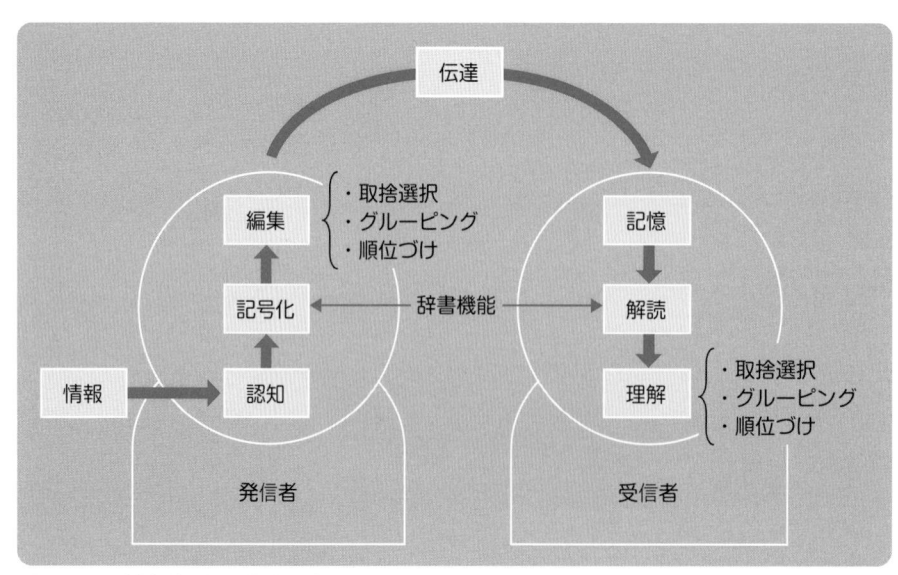

図5-5-1　情報伝達の成立過程

なお，専門職間における情報伝達が一般人のそれと異なるのは「記号化」と「解読」を担う「共通辞書」の存在である。それ以外の部分は一般人と何ら変わらない。逆にいえば，医学知識を「共通辞書」として情報伝達を行う職種が医療関係職種である。救急救命士は立派な医療関係職種であるので，常に一定レベル以上の「共通辞書」機能を維持していなければならない。

B 情報伝達における視覚情報の意義

1. 視覚情報がある場合

五感で得る情報のうち脳が把握する割合は，視覚が圧倒的に大きい。その割合は，聴覚が10％程度であるのに対し，視覚は80％以上に及ぶことを指摘する研究もある。したがって，受信者に視覚情報がある場合の情報伝達の解読は，受信者が得ている視覚情報が主となり，聴覚情報はあくまでそれを補完するものとして実行される。

救急救命士と医師の情報伝達で，視覚情報がある場合とは，搬送医療機関の救急初療室において，傷病者を前にしての引き継ぎの際に該当する。送信者である救急救命士からの情報伝達は，受信者となる医師では，傷病者という視覚情報を頼りに修正されながら理解される。情報伝達の破綻(はたん)は構造的に比較的小さい。

2. 視覚情報がない場合

視覚情報がない場合には，前述の理由から，受信者が得る情報はきわめて限られる。もちろん，視覚情報による修正作業も存在しないので，送信者と受信者それぞれが，伝達内容が正確に相手に伝わったと思い込みがちになる。事実，1977年にカナリア諸島テネリフェのロス・ロデオス空港で起きた航空史上最悪の飛行機事故の原因は，機長と管制官の交信時の思い込み・確認不足であった。交信の間，はっきりしない言葉について両者は確認をしていたわけではなかったにもかかわらず，互いに同意を得たと感じていたのである。この事故でさえも，共通ではなくとも操縦室と管制塔それぞれには視覚情報があった。

救急車内で活動中の救急救命士と医師間の情報伝達は，基本的に音声通信によってのみなされており，まさに視覚情報がない情報伝達である。その正確性は，この事故の機長と管制官のそれよりはるかに劣ると考えるべきである。

C 救急救命士と医師の情報伝達の質を上げる工夫

情報送信者には，既述したように解読，編集作業に負荷がかかるような記憶を必要とする情報を送らないことが求められる。一文は短くすること，正しい医学用語を用いることなどが重要となる。

記憶容量に入ること ➡	一文は短く
解読しやすいこと ➡	正しい医学用語
編集しやすいこと ➡	グルーピング，順位づけ

一方，情報受信者には，記憶容量を増やすために，情報を受けるときには，外部記憶装置となるメモを作成することが重要となる。

D 「情報伝達」の種類と伝え方

一言で「指示要請」といっても，その内容はさまざまである。大きく以下の4つに分類できる。このうち1と2は傷病者状況を含む第一報として伝達されるものであり，3，4は，第一報に続く第二報として報告されるものである。いずれにしても，コミュニケーションの冒頭で何を目的とした連絡であるのかを簡潔に伝える必要がある。

1. 傷病者の収容依頼

救急救命士の重要な役割の1つは，傷病者の病態に応じた医療機関選定である。最近の医療機関は従来の総合病院型から，病態別に機能分化しているものが多くなってきている。総合病院型であっても，対応する医師は専門科別に異なる。収容依頼時に医療機関側が最初に聴きたいのは，対応する科を決める「病態」であり，「収容依頼」に続く主情報は「病態」となる。「傷病者は○×歳，男性」という傷病者属性は，診療受付や入院病室の確保などの事務作業の際

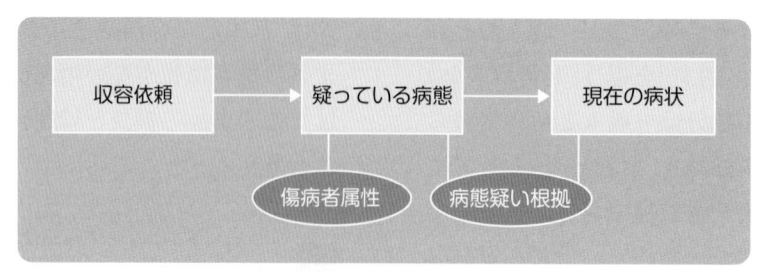

図5-5-2 「収容依頼」の情報伝達の構造

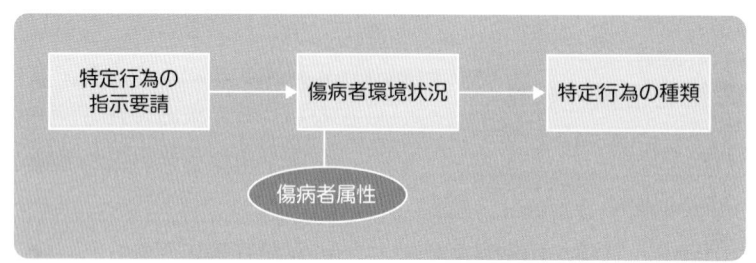

図5-5-3 「特定行為の指示要請」の情報伝達の構造

には主情報であるが，診察・処置にとっては修飾情報の意味合いが大きい。同様に「病態を判断した根拠」も修飾情報である。なぜなら，仮に専門医が病態を伝達してきた場合には，救急初療室の医師が「その根拠を述べよ」ということはほとんどないからである。救急初療室の医師がそれを求めるのは，潜在的に信用性に基づく共通認識性を欲しているのであろう。その意味で，疑い根拠を短い用語で伝えることは，両者の信頼性構築をスムースにする。しかし，受信者に視覚情報がない状況では，それを否定するだけの情報量もまた決定的に不足しているのであり，信頼性を問う時間は最小限にして，搬送時間短縮に費やすべきである。

「疑っている病態」に続く主情報は「現在の病状」である。

収容依頼の情報伝達の構造を図5-5-2に示す。

例1：「収容依頼です。急性心筋梗塞疑いの傷病者です。現在，血圧は100/78mmHg，脈拍は100回/分，心電図ではST上昇，単源性の心室性不整脈が散発しています。酸素飽和度は酸素全開投与下で92％。よろしいでしょうか。」

これだけあれば受け入れ体制は，ひとまず十分ではないだろうか。「心電図でST上昇」の部分は「持続する胸痛」に置き換えてもよいであろう。この情報に適宜，患者属性，経過などの修飾情報を加えていけばよい。

2. 特定行為の指示要請

救急救命士が行う救急救命処置は医師の指示下に実施されるものであるが，このうちとくに医師の具体的指示を必要とするものに「特定行為」がある。いずれの特定行為も「生命など危機回避のために，一刻の猶予もない」状況下に実施されるものである。この場合，救急救命士は医師にコールする前に「特定行為の必要あり」と判断しているのであり，救急救命士と医師の考えに，よほど大きな乖離がない限り，現場で対応している救急救命士の判断が尊重される。そのコミュニケーションは「承認」の要素が大きい。「特定行為の指示要請」という主情報に続くのは，「傷病者，環境状況」である。傷病者状況は心肺停止，胸骨圧迫に伴う嘔吐の存在，心停止からの時間などを，単独もしくは複数組み合わせたものである。環境状況とは狭隘な住宅通路，長い搬送時間などである。これに続く主情報は「行いたい特定行為の種類」である。これらの情報があれば，救急救命士がおかれている現場状況がわかり，医師は承認判断しやすくなるであろう。

特定行為の指示要請の情報伝達の構造を図5-5-3に示す。

例2：「特定行為の指示要請です。傷病者は心肺停止，胸骨圧迫に伴って胃内容物が逆流し

```
病状変化の報告 → 病状変化状況 → 想定到着時間
```

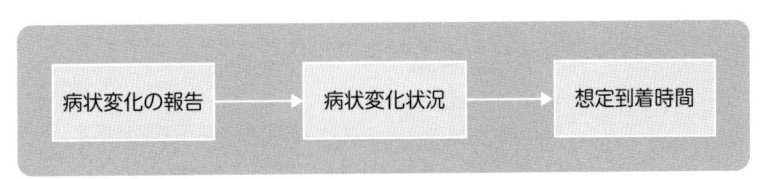

図5-5-4　「病状変化の報告」の情報伝達の構造

てきます。気管挿管を実施したいのですが，よろしいでしょうか。」

例3：「特定行為の指示要請です。傷病者は心肺停止。搬送時間は約30分かかります。搬送中の気道確保のためにLTを挿入したいのですが，よろしいでしょうか。」

たとえ傷病者状況が同じでも，環境状況によって医師判断が異なることは理解できるだろうか。過去，この情報を送信者も受信者も気にとめなかったために，不適切な指示に至った事例が少なからずある。

例4：「特定行為の指示要請です。傷病者は心肺停止，波高の高いVF，家人により心停止が目撃されています。1回目の除細動でPEAになっています。<u>搬送時間は40分です</u>。静脈路確保してアドレナリンを投与したいのですが，よろしいでしょうか。」（適切）

例5：「特定行為の指示要請です。傷病者は心肺停止，波高の高いVF，家人により心停止が目撃されています。1回目の除細動でPEAになっています。<u>搬送時間は3分です</u>。静脈路確保してアドレナリンを投与したいのですが，よろしいでしょうか。」（不適切）

3. 病状変化の報告

病状変化の報告は，収容依頼がすでに終了していることが前提であり，傷病者属性や病態はすでに報告されているはずである。病状変化の報告により，収容医療機関は骨髄輸液セットや胸腔ドレーンなどの特定機器やマンパワーの確保などの事前準備ができるようになる。「病状変化の報告」に続く主情報は，「病状変化状況」であり，続く主情報は医療機関が事前準備を行うめどとなる「想定到着時間」である。

病状変化の報告の情報伝達の構造を図5-5-4に示す。

例6：「病状変化の報告です。先ほどの脳出血疑いの傷病者ですが，左瞳孔が散大してきました。脳圧亢進が進んでいるようです。病院まであと10分で着きます。」

4. 対応の判断

上述の特定行為の一部を含めて，救急救命活動には「搬送を優先すべきか，現場処置を優先すべきか」，「どのような処置を優先すべきか」など，その実効性について判断が分かれるものがある。この場合に行われる救急救命士と医師間の情報伝達はもっとも複雑である。今回の新しい処置の指示要請はこれに相当する。情報伝達は相当に難しい。

どのような行為であっても，その実施には時間を要するのであり，そのぶん医療機関収容は遅くなる。その時間を使ってまでも実施するには，それだけ傷病者にとって有利となる予測がなければならない。以下に示す情報伝達構造は，それぞれの地域で実施する情報伝達様式のあくまで参考である。

静脈路確保，血糖測定とブドウ糖投与要請はいずれも年齢が関与するので，傷病者属性は修飾情報ではなく，主情報として扱う。

(1) 静脈路確保では，「現在の病状」に続けて「処置実施根拠」，「現状での到着予想時間」を主情報として伝えるとよい。

静脈路確保要請の情報伝達の構造を図5-5-5に示す。

例7：「静脈路確保要請です。傷病者は20代の男性。労働災害による外傷。活動性の出血はありません。現在の血圧は150/90mmHg，脈拍は100回/分，意識清明。右大腿を鉄骨で挟まれていて，鉄骨除去に時間を要しそうです。除去しだい，向かいます。普通なら現場から病院まで約30分です。いかがでしょうか。」

(2) 血糖測定とブドウ糖投与要請において「現在

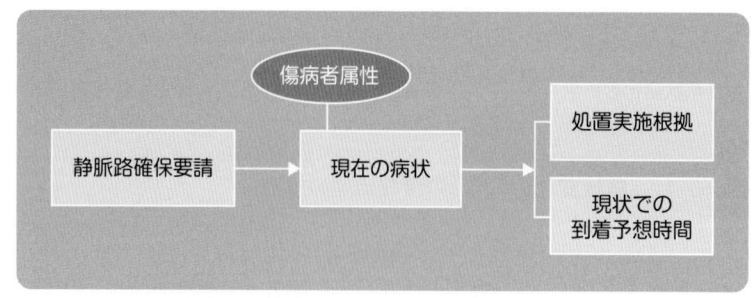

図5-5-5 「静脈路確保要請」の情報伝達の構造

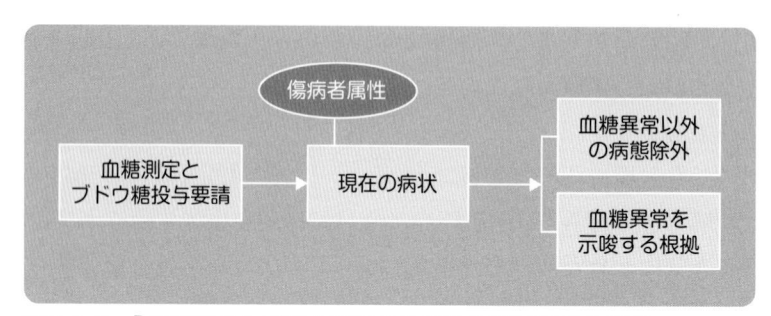

図5-5-6 「血糖測定とブドウ糖投与要請」の情報伝達の構造

の病状」は意識障害である。「血糖異常以外の病態除外」の代表的なものはくも膜下出血であり，具体的には突然の激しい頭痛などの発症形態である。「血糖異常を示唆する根拠」には，糖尿病の既往や，血糖降下薬の使用などがあげられる。

血糖測定とブドウ糖投与要請の情報伝達の構造を図5-5-6に示す。

例8：「血糖測定とブドウ糖投与の指示要請です。傷病者は40代の男性。意識障害です。JCSは30。片麻痺，共同偏視はありません。糖尿病の既往があり，経口血糖降下薬を処方されています。いかがでしょうか。」

E 受信者である医師の心得

人々の情報伝達に関する研究は，言葉による情報伝達の正確性は構造的に非常に危ういものであるにもかかわらず，受信者は過ちを相手の説明のせいにする傾向があることを指摘している。この指摘を当てはめれば，救急救命士と医師の情報伝達がうまくいかなかった場合，医師は責任を救急救命士に押しつける傾向があることになる。

受信者である医師，送信者である救急救命士はともに，情報伝達について弱点を十分に知ったうえで対応しなければならない。弱点を知ったうえで運用しなければ，余計な感情のもつれが発生し，それは，情報伝達すべての経路の質を下げる大きな要因となる。

付　録

1　救急救命士のシミュレーション訓練―ショックへの輸液・ブドウ糖投与

2　臨床研究の種類と特徴

3　教育内容の習得状況の確認（チェックリスト）

資料：搬送確認書（医療機関控え），搬送確認書（救急隊控え），救急活動記録票，検証票

付録

1 救急救命士のシミュレーション訓練 —ショックへの輸液・ブドウ糖投与

今回の処置拡大に関する教育では，単なる技術の習得にとどまることなく，病態を把握する能力や，その病態に適したプロトコールを実践する能力を練成することが求められる。また，オンラインでの指示要請や傷病者への説明を，短時間で確実に実践できる能力も必要である。そのためには知識を得るための座学教育に加えて，事案を想定したシミュレーション訓練が欠かせない。

A 新しい処置拡大に必要な教育要件

処置拡大に関する追加プログラムは，24時限以上（1時限は50分）の座学による講義とシミュレーション・実技を実施することとなっている。ただし，この24時限はメディカルコントロール（MC）体制が充実した地域で，十分な特定行為の経験をもった救急救命士を前提に，必要最低限の時限数として規定されたものである。十分な特定行為の経験のない救急救命士が確実に新しい処置を実施するには，33時限以上の講習が望ましい（資料1）。講習を実施する施設は座学のための普通講義室と適切な広さの実習教室を有すること，必要なシミュレーション人形や血糖測定器などの資器材を有していることが必要となる。

この新しい処置講習では，まず心肺機能停止傷病者に対する静脈路確保と薬剤（アドレナリン）についての知識・技術が確実に習得できていることを確認する。次いで，新たな救急救命処置を確実に実施できる能力を習得する。最後に，その能力を評価した後，薬剤投与の認定と同様のプロセスを経て都道府県MC協議会が認定し，認定・登録する。

特定行為が拡大するに従い，救急救命士教育の充実は必須となる。そのためには，医師，救急救命士の中で本教育にかかわる人材の育成が求められる。

B シミュレーション訓練の到達目標

新しい処置拡大のねらいはショックや意識障害傷病者の病態を鑑別し，かつ搬送時間を無駄に延長することなく，病態の改善を図ることにある。そのためにはシミュレーション訓練では，以下の到達目標に達していることを確認する必要がある。

(1) 病態を鑑別し，適応を適切に判断する能力
(2) プロトコールに基づき的確かつ安全に施行する能力
(3) 危険因子，合併症を認識し，事故発生時に責任をもって適切に対処できる能力
(4) MC下で行われるということを認識し，医師との円滑なコミュニケーションにより適切に指示，指導助言を受けられる能力
(5) 医療倫理の側面からも適切に説明し，傷病者などから信頼を得る能力

したがって，シミュレーション試験では，(1)〜(5)の能力を有していることを評価する。その評価は，MCにかかわる医師や救急救命士教育を専門とする医師の立ち合い，教育に熟練した救急救命士あるいは指導救急救命士によって行われることが望ましい。

C 新しい処置拡大のシミュレーション訓練のあり方

1. シミュレーション訓練担当者

シミュレーション訓練担当者は実施内容をモニターし，シミュレーション訓練の医学的ポイントや，実施できていない点を受講者にフィードバックする。そのためにはシミュレーション教育技法として「フィードバック技法」や「グループディスカッション」などのシミュレーションコースでの指導歴を有する者が望まれる。

2. シミュレーション訓練に必要な資器材

訓練を実施するうえでシミュレーション人形，血糖測定器などの資器材，図書などが必要となる。シミュレーターに関しては医療機関内で使うハイス

ペックなものは必ずしも必要ではなく，血管確保が可能なものを用いても静脈路確保に関する実践力は必ずしも十分には醸成できない。シミュレーション訓練のみならず，病院実習での修練，実践での多数の経験が必要となる。

D 効果的なシミュレーション訓練を実施するポイント

(1) できるだけ，実際の現場の状況に則して，訓練会場を設定する。

(2) 傷病者はムラージュを施した人または高度シミュレーション人形を使用し，救急活動に合わせて病態を管理する。

(3) 訓練に用いる病態は軽症から重症までを準備する。病態はあらかじめ決められているものではなく，受講者のレベルに合わせてコントロールする。想定付与者は受講者のみえない位置よりコントロールを行う。できれば，実施者の後ろ側から，リモコンで高度シミュレーション人形のコントロールを行い，実施者の活動を妨げないように行う。

(4) 訓練では家族や現場などの関係者，警察官，消防隊員，本部，MC医師，想定付与者，バイタルサインなどを随時的確にコントロールする者，後にフィードバックを行う者，など人員を配置し，現場の情報，傷病者の情報(既往歴，服薬歴，主訴，現病歴)はできる限り関係者からとらせるように行う。救急現場のシミュレーション訓練には，じかに傷病者や家族とのコミュニケーションスキル，MC医師や搬送先医療機関医師との連絡を統合させた訓練も非常に重要である。

(5) 訓練の内容はビデオなどで活動の記録をとり，後にフィードバック(デブリーフィング)を行い，自分たちの行動を振り返らせて問題点の抽出を行う。

(6) シミュレーション訓練のシナリオは，さまざまな病態を想定する。このときの注意点として，ショックに関するシミュレーション訓練では，出血性ショックだけでなく，アナフィラキシーショックとの鑑別や心原性ショックが強く疑われるなど，輸液の対象から除外すべき病態との鑑別能力を評価できるような想定を準備する。また意識障害では低血糖のシナリオだけでなく，脳血管障害や低ナトリウム血症などのシナリオを準備し，現場での病歴の聴取や観察所見に基づく鑑別能力を評価できるようにする。

(7) 訓練を担当する者は病態を把握しフィードバック技法に熟練しておくこと，フィードバックにより受講者の問題点を十分理解し，問題点を抽出することができることが必要である。

E シミュレーション訓練の想定例

シミュレーション訓練の想定例としては，
(1) 脳血管障害：くも膜下出血
(2) 糖代謝異常：低血糖・高血糖
(3) 熱傷：広範囲熱傷
(4) 腹部外傷：外傷性肝破裂
(5) 胸部外傷：心タンポナーデ
(6) 腹部外傷：不安定型骨盤骨折
(7) 四肢外傷：クラッシュ症候群
(8) 環境障害：熱中症
(9) アナフィラキシーショック
(10) 消化器系疾患：消化管出血
(11) 産科救急疾患(児娩出後の性器出血)
などがある。

今回新しく救急救命処置に加えられた2行為に関するシミュレーション訓練のあり方について述べた。気管挿管や薬剤投与の導入により，救急救命士以外の救急隊員も特定行為の補助者として医学的知識や技術を学ぶ必要性が生じている。今後はシミュレーション訓練の絶対量を増加させるだけでなく，リアリティのある訓練環境を構築し，従来行われがちであった「操法の展示」ではなく，より現場に即したシミュレーション訓練を導入することが求められている。

資料1　救急救命士による心肺機能停止前の患者に対する静脈路確保及び輸液，血糖測定並びに低血糖発作症例へのブドウ糖溶液の投与の実施にかかわる追加講習カリキュラム

【一般目標】
1. 救急現場において血糖測定，ブドウ糖溶液の投与の適応を適切に判断する能力を身につける。
2. 救急現場においてショックの病態などを鑑別し，心肺機能停止前の静脈路確保及び輸液の適応を適切に判断する能力を身につける。
3. 血糖測定並びにブドウ糖溶液の投与，静脈路確保及び輸液をプロトコールに基づき的確かつ安全に施行する能力を身につける。
4. 血糖測定並びにブドウ糖溶液の投与，静脈路確保及び輸液に伴う危険因子，合併症を認識し，事故発生時に責任をもって適切に対処できる能力を身につける。
5. 血糖測定並びにブドウ糖溶液の投与，静脈路確保及び輸液は，メディカルコントロール下で行われるということを認識し，医師との円滑なコミュニケーションにより適切に指示指導助言を受けられる能力を身につける。
6. 血糖測定並びにブドウ糖溶液の投与，静脈路確保及び輸液の実施について，医療倫理の側面からも適切に説明し，傷病者等から信頼が得られる能力を身につける。

より充実したカリキュラムとして厚生労働科学研究班で推奨する時限数

種別	大項目	中項目	小項目	到達目標	基本時限	推奨時限※
講義	（講習の準備）	（講習の準備）	コースの概略の説明	コースの概略について理解する。	※ア	※ア
			薬剤投与に関する基礎知識，手技の確認	従来の救急救命処置，特に心肺停止に対する静脈路確保と薬剤投与（エピネフリン）についての知識，手技を確実に習得しているか確認する。		
	1 救急救命処置の変遷	① 処置拡大の変遷と新たな処置拡大についての概要	1 救急救命処置の変遷と新たな処置拡大	救急救命処置の法的位置づけ（救急救命士法，省令，告示等）と，これまでの業務拡大の概要について理解する。	1	1
	2 病院前医療における医療倫理	② 傷病者への説明と医療倫理について	2 医療倫理	医療倫理，救急救命士の法的責任について理解する。		
			3 傷病者への説明と同意の取得	意識の有無などの傷病者の状況に応じた処置等の説明の仕方や同意の取得について，医療倫理の側面から正しく理解する。		
	3 糖尿病及び低血糖の病態と治療	③ 糖尿病の病態と治療（血糖降下療法など）	4 生体におけるブドウ糖の役割と代謝	体内におけるブドウ糖代謝とホルモン（インスリン，グルカゴン等）の役割について理解する。	3	4
			5 糖尿病の病態と治療（血糖降下療法など）	糖尿病の病態と非薬物療法，薬物治療（経口血糖降下薬やインスリンの種類と役割）等について理解する。		
		④ 低血糖の病態	6 低血糖の病態と対応	低血糖の原因，症候，病態，評価，対応等について理解する。		
			7 高血糖の病態と対応	高血糖の原因，症候，病態，評価，対応等について理解する。		
		⑤ ブドウ糖の投与と合併症	8 ブドウ糖の投与と合併症	ブドウ糖の投与の目的，適応，方法，評価，合併症，留意点等について理解する。		
		⑥ 意識障害をきたす疾患とその鑑別	9 意識障害をきたす疾病とその鑑別	意識障害の評価，鑑別，対応等について理解する。		
			10 血糖の測定の目的と測定方法	血糖測定の目的，適応，方法，評価，合併症，留意点等について理解する。		
	4 ショックの病態と治療	⑦ 各種ショック等の病態と治療	11 ショック，クラッシュ症候群の病態と治療	各種ショック，クラッシュ症候群の原因，症候，病態，評価，対応等について理解する。	4	5
		⑧ ショックの原因別の分類・鑑別と輸液の効果	12 ショックの鑑別と輸液の効果	ショックの病態の分類，鑑別を理解し，輸液の目的，適応，方法，評価等について理解する。		
		⑨ 輸液と生体の反応と合併症	13 生体に対する輸液とその合併症	ショック，クラッシュ症候群に対する輸液の合併症，留意点等について理解する。		
	5 メディカルコントロールと救急救命処置	⑩ メディカルコントロールとオンラインでの傷病者情報の効率的な伝達	14 メディカルコントロールとオンラインでの状況の伝達と指示要請	メディカルコントロール体制について理解を深める。現場からオンライン下に，医師に状況を説明し指示を受ける際のコミュニケーションの確保の難度について理解する。指示，指導又は助言要請の際の工夫等について理解する。	1	2
	6 効果測定	⑪ 教育内容の習得状況の確認（筆記試験）	15 筆記試験	筆記試験において講義での習得状況を確認する	1	1
				（講義）　小計	10	13
実習	7 血糖測定に関する基本的手技	⑫ 測定機器の取り扱い	16 機器取り扱いの実際	各種の血糖測定機器の特徴を理解し，適切に取り扱うことができる。不具合に対応できる。	1	1
		⑬ 血糖測定の手技	17 血糖測定の手技の実際	血糖測定を短時間に安全，確実に実施でき，トラブルに適切に対応できる。		
	8 静脈路確保と輸液に関する基本的手技	⑭ 心肺機能停止前の静脈路確保と輸液の手技	18 心肺機能停止前の静脈路確保と輸液の実際	心肺機能停止前の傷病者に静脈路確保が短時間に安全，確実に実施できる。様々な部位からの静脈路確保を実施することができる。	1	1
			19 ブドウ糖溶液の投与の実際	ブドウ糖溶液の投与を短時間に安全，確実に実施できる。		
			20 静脈路確保と輸液でのトラブルに対する対応	静脈路確保と輸液におけるトラブルに適切に対応できる。		

9	血糖測定と低血糖発作症例へのブドウ糖溶液の投与のシナリオ訓練	⑮	意識障害の鑑別,低血糖の判断とプロトコールの実施	21	意識障害の鑑別と血糖測定等のプロトコールの実施	意識障害のシナリオ訓練を通じて,次のことが迅速,適切に実施できるようになる。 ・状況評価,初期評価,問診,観察及び評価し,意識障害の鑑別を行う。 ・血糖測定とブドウ糖溶液投与等の適応を判断し,プロトコールを実施する。 ・トラブルに対応する。 ・MC医に連絡をとり,指示,指導又は助言を受ける。	6	9
10	心肺機能停止前の静脈路確保と輸液のシナリオ訓練	⑯	ショックの判断,病態の鑑別とプロトコールの実施	22	ショックの病態の鑑別と輸液等のプロトコールの実施	ショックのシナリオ訓練を通じて,次のことが迅速,適切に実施できるようになる。 ・状況評価,初期評価,問診,観察及び評価し,ショックの鑑別を行う。 ・静脈路確保と輸液の適応を判断し,プロトコールを実施する。 ・トラブルに対応する。 ・MC医に連絡をとり,指示,指導又は助言を受ける。	6	9
(効果測定)			教育内容の習得状況の確認(実技試験)		各処置の実技試験	血糖測定,静脈路確保,輸液及びブドウ糖溶液投与の手技が,短時間に安全,確実に実施できることを確認する。	※イ	※イ
					想定事案へのシミュレーション試験	シミュレーション人形やムラージュ等を用いた想定事案へのシミュレーション試験を実施し,プロトコールの実践能力,オンラインでの指示要請,傷病者への説明などが,短時間に安全,確実に実施できることを確認する。		
						(実習) 小計	14	20
						(1時限は50分) 総計	24時限	33時限

※ア 本講習カリキュラムは,心肺停止に対する静脈路確保と薬剤(エピネフリン)投与についての知識,手技が確実に習得できている薬剤認定救急救命士を対象としたものである。そのため,講習実施者によって,事前に心肺停止に対する静脈路確保と薬剤(エピネフリン)投与についての知識,手技が確実に習得できていることを確認すること。

※イ 講習受講者の各々について,講習実施者によって実技試験(各処置の実技試験,シミュレーション試験)を実施すること。その際,メディカルコントロールに関わる医師や救急救命士教育を専門とする医師が立ち会うこと。

「厚生労働省医政局指導課長通知 平成26年1月31日 医政指発0131第2号に厚生労働科学研究班の推奨する時限数を追記」

付録

2 臨床研究の種類と特徴

ある特定行為を実施するためには，その効果が科学的に証明されなくてはならない。安全性についても同様である。科学的に証明するためには，バイアスの少ない，かつ実行可能な臨床研究のデザインにする必要がある。

現時点では，読者にとっては'臨床研究''疫学'などまったく無縁で，自分とは関係のない，必要のない知識と思っているかもしれないが，救急救命士として，常識の1つとして'知っておいてほしい知識''言葉だけでも覚えておいてほしい用語'などを含めて，'臨床研究''疫学'の概略をまとめた。

A 曝露と結果

疫学では，ある事象の発生を「結果」と呼び，結果発生の引金となり得る因子，逆に予防因子を「曝露」と呼ぶ。補液をすると，死亡率を低下させられるかという研究であれば，補液が曝露にあたり，死亡が結果になる。臨床研究とは曝露と結果の間の関係をみるために行われる。

B 比較対照

どの研究デザインで行うにせよ，常に比較対照群をおくことが大切である。ショックにある傷病者に点滴が有効であるか否かを評価する研究においては，無作為割付け臨床試験をできれば理想的であったが，救急現場でそれは困難をきわめると判断した。そこで，3カ月ずつで点滴を実施しない期間と点滴を実施する期間をもうけて比較した。

C 臨床研究の定義と倫理的要件

本稿において「臨床研究とは，人を対象として，病気の原因の解明，病気の予防・診断・治療の改善，患者の生活の質の向上などのために行うもの」を指し，疫学的考えに基づき研究計画を立て，生物統計学を駆使して解析する。以下を倫理上の要件とする。

(1) **社会的意義**

その研究を行うことが人々の健康あるいはその基礎となる科学的知識の改善に寄与するものでなくてはならない。

(2) **科学的妥当性**

研究デザイン（比較対照，効果測定，対象人数，統計処理など）が適切でなければ，アイディアがよくても十分ではない。

(3) **リスクとベネフィットの比較考慮**

研究参加者および社会の利益は，参加者の受けるリスクを上回らねばならない。

(4) **独立審査**

倫理委員会を研究組織から独立した形で設置する。介入試験の場合には効果安全性評価委員会も必要である。

(5) **説明と同意**

参加者は十分な説明を受け，個人の自由意思で参加を決定する。参加しなくても不利益を受けない，いつでも同意を撤回できるようにする。

(6) **個人情報の保護**

(7) **研究の透明性（成果の公表）**

D 研究デザイン概要

臨床研究の概要を簡単に図付2-1に示す。

1. 記述的研究

臨床研究は記述的研究と分析的研究に分けることができる。記述的研究とは曝露があって後に結果が発生するという時間軸を考えないデザインである。簡単にでき，「仮説を立てる」のに便利である（長所）。逆に，得られた結果からは「仮説を立てる」ところまでしかできず，曝露と結果の関係を強く主張することができない（短所）。

1) **症例（シリーズ）報告**

まれな疾患や特異な経過をたどった患者などにつ

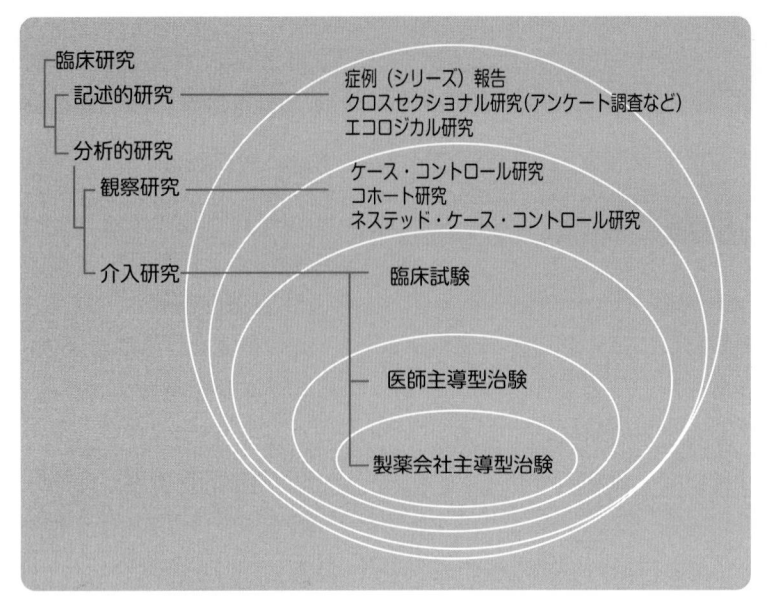

図付2-1　臨床研究の概要

いて報告する。シリーズというのは，2人以上の患者について報告する場合である。

2）クロスセクショナル研究

クロスセクショナル（横断）研究は曝露と結果を同じタイミングで調べる。一方，後述の分析的研究は縦断研究とも呼ばれ，「曝露から一定時間を経て結果が発生する」という前提に立って研究計画を構築する。アンケート調査は横断研究の代表選手である。

3）エコロジカル研究

通常の研究では個人個人のデータをとって比較するのに対して，エコロジカル研究ではある集団を個人に見立てて比較するものである。例えば「国連加盟193カ国の個々の国を個人に見立て，各国の人口1,000人当たりの医師数と5歳未満の乳幼児死亡率を比較する」といった場合が相当する。

2．分析的研究

分析的研究は個人個人のデータを一定の時間軸をもって解析する，いわゆる縦断研究である。分析的研究の中には観察研究と介入研究がある。

1）観察研究

(1) ケース・コントロール研究

ケース・コントロール研究は，結果を発生した人（＝ケース）に対して，結果を発生していない人からケースと比較する対照（＝コントロール）を抽出し，それぞれの曝露の状態を比較する方法である。結果の発生がまれな場合にはとくに有効である。

(2) コホート研究

曝露を軸に結果発生をみる観察研究をコホート研究と呼ぶ。具体的には，曝露群での結果発生頻度と非曝露群での結果発生頻度の比あるいは差をとることにより両者を比較する。

2）介入研究

介入研究は観察研究に対して，患者，あるいは医療者側の好む，好まざるにかかわらず，ある治療（予防）を行うことにより行われる。臨床試験のなかでも治験とは，新しい医薬品や医療用具の製造・販売の承認を規制当局（厚生労働省）から得るために実施するものを指す。無作為割付けとは，患者をランダムに治療群と比較対照群に振り分ける方法である。この手法により患者の背景因子を2群間でそろえることができる。例えば性別，年齢，重症度などが比較2群間でほぼ同じになるということである。加えて，無作為割付けの最大の特徴は，遺伝的素因やカルテに書いていない，あるいは「何となく具合が悪そう」といった曖昧なデータまですべての因子を比較しようとする群間で等しく分配できる点にある。介入を無作為割付けすることにより測定可能な，さらには測定不可能な曝露因子までも調整できるので介入の効果だけを純粋にみることができる点で観察研究より明らかに優れている。しかし無作為割付け臨床試験を実施するのは容易なことではない。

低血糖傷病者へのブドウ糖投与ならびにショック傷病者への輸液は，まさに介入研究に該当する。しかしながら介入研究では，説明し同意を得ることが重要となってくる。状態が悪い患者からは同意説明の時間がない，意識がない傷病者で身内もいない，といった場合，同意がとれないことから，介入期間中は観察期間中に比べ，比較的状態のよい傷病者が含まれる傾向にあるかもしれない。プロトコールどおり，ブドウ糖を投与した傷病者のみ，輸液を実施し得た傷病者のみを対象にしてしまうと（パー・プロトコール解析：PP），本当は介入行為に効果がなくともみかけ上，効果があるようにみえてしまう。そこで，介入期間中であれば，ブドウ糖を投与しなかった傷病者，輸液を実施しなかった傷病者も含めて解析すべきである（インテンション・ツー・トリート解析：ITT）。しかし，ITTの場合で，ブドウ糖を投与した傷病者，輸液を実施し得た傷病者の割合が少ないと，本当はその介入行為に効果があるのに研究により「効果がない」と誤った結論を下してしまうかもしれない。

　今回の処置拡大に先だって行われた実証研究では，このような臨床研究の特徴や制限を十分に考慮したうえで実施されたものである。わが国の病院前救護体制のなかで，臨床研究によって救急救命士の特定行為が規定されたことは，医学的にも初めてのことであり，評価されるものである。

付　録

3　教育内容の習得状況の確認（チェックリスト）

Ⅰ　血糖測定　評価表

評価実施日	番号	受講者氏名	評価者氏名

大項目	中項目		小項目	実施できなければ× （具体的な不適切事項を記入）
血糖測定	1　資器材の準備	1	血糖測定器	
		2	穿刺針	
		3	酒精綿	
		4	廃棄用ボトル（廃棄ボックス）	
	2　血糖測定器の確認	5	外観確認（変形・損傷等）	
		6	作動状態の確認	
		7	試験紙の確認	
	3　穿刺	8	穿刺部位の選定	
		9	酒精綿による穿刺部位消毒	
		10	安全キャップの離脱	
		11	穿刺前の傷病者等への声がけ	
		12	穿刺後血液の確認	
		13	穿刺器具等の廃棄	
		14	清潔操作	
	4　測定	15	血糖値の測定	
		16	止血	
		17	血糖値の確認	
		18	止血状態の確認，必要な処置	
		19	試験紙等の廃棄	
	5　安全と接遇	20	全体を通じての安全管理	
		21	全体を通じての接遇要領	

全体評価：　□優（1以下の×）　　□良（2～3の×）　　□可（4～5の×）　　□不可（6以上の×）

評価欄

II 血糖測定と低血糖発作症例へのブドウ糖溶液の投与基本手技　評価表

評価実施日	番号	受講者氏名	評価者氏名

大項目	中項目		小項目		実施できなければ× （具体的な不適切事項を記入）
ブドウ糖投与	1	傷病者への説明	1	血糖値の説明	
			2	処置の必要性等と，医師の指示の有無の説明	
			3	同意の確認	
	2	静脈路確保	4	適正な穿刺部位（静脈）の選択	
			5	資器材の確認，準備	
			6	駆血帯の適切な使用（穿刺直前に緊縛）	
			7	輸液製剤の使用期限，変色等の確認	
			8	輸液ラインと輸液バッグの接続，準備	
			9	静脈ライン内とチャンバー内のエア抜き	
			10	ゲージの選択	
			11	穿刺部の四肢の保持	
			12	穿刺操作（規定の回数内での確保）	
			13	穿刺部の腫れ等の確認	
			14	輸液速度の調整（基本輸液）	
	3	ブドウ糖溶液の投与	15	50％ブドウ糖注射液20mL×2本の準備	
			16	使用期限，変色等の確認	
			17	三方活栓の操作とシリンジ接続	
			18	接続の際のエアの確認	
			19	三方活栓のコック位置修正	
			20	ブドウ糖注射液の投与（2本）と穿刺部の腫れ等の確認	
			21	三方活栓のコック位置修正とシリンジ取り外し，廃棄	
			22	投与終了後の穿刺部の腫れ等の確認	
			23	輸液速度の調整（基本輸液）	
	4	安全と接遇	24	全体を通じての安全管理	
			25	全体を通じての接遇要領	

全体評価：　□優（1以下の×）　　□良（2～3の×）　　□可（4～5の×）　　□不可（6以上の×）

評価欄

Ⅲ 血糖測定と低血糖発作症例へのブドウ糖溶液の投与 評価表

評価実施日			番号		受講者氏名	評価者名

大項目		中項目	番号	必須事項	小項目	実施できなければ×（具体的な不適切事項を記入）
観察と判断	1	状況評価	1		通報内容の確認	
			2		感染防御の確認	
			3		携行資器材の確認	
			4		現場確認と安全確認	
	2	初期評価 全身観察	5		意識レベルの確認	
			6		気道の確認，呼吸の確認，循環の確認	
			7		必要に応じた気道の確保，酸素投与，補助呼吸	
			8		モニター装着等	
			9	○	意識レベル，神経症状，その他の観察，評価	
			10		観察所見等の記録	
	3	問診と判断	11		問診	
			12		既往歴，経口血糖降下薬，インスリンの使用について確認	
			13		低血糖以外の原因による意識障害との鑑別	
			14	○	血糖測定の適応の確認	
			15		得られた情報の記録	
血糖測定	4	傷病者への説明①	16	○	血糖測定の説明と同意の確認	
	5	血糖測定	17		測定器の電源オン	
			18		穿刺部位の選定	
			19		酒精綿による穿刺部位消毒	
			20		測定器の作動確認	
			21		試験紙と穿刺器具の準備	
			22		安全キャップの離脱	
			23		穿刺前の傷病者等への声がけ	
			24		穿刺後血液の確認	
			25	○	穿刺器具等の廃棄	
			26		血糖値の測定	
			27	○	止血	
			28		血糖値の確認	
			29		止血状態の確認，必要な処置	
			30	○	試験紙等の廃棄	
指示要請	6	MC医師への連絡①	31		自分の氏名の連絡と連絡相手（MC医師）の確認	
			32		電話連絡の目的の明示	
			33		傷病者の状況の概要説明	
			34		血糖値の報告	
			35	○	静脈路確保の指示要請	
			36	○	ブドウ糖溶液の投与の指示要請	
			37		MC医師の指示の確認と記録	

	7	傷病者への説明②	38	○	処置の必要性等と医師の指示の有無の説明
			39	○	同意の確認
静脈路確保とブドウ糖投与	8	静脈路確保	40		適正な穿刺部位（静脈）の選択
			41		資器材の確認，準備
			42		駆血帯の適切な使用（穿刺直前に緊縛）
			43		輸液製剤の使用期限，変色等の確認
			44		輸液ラインと輸液バッグの接続，準備
			45		静脈ライン内とチャンバー内のエア抜き
			46		ゲージの選択
			47		穿刺部の四肢の保持
			48		穿刺操作（規定の回数内での確保）
			49	○	穿刺針等の破棄
			50	○	穿刺部の腫れ等の確認
			51		輸液速度の調整（基本輸液）
	9	ブドウ糖溶液の投与	52		50％ブドウ糖注射液20mL×2本の準備
			53		使用期限，変色等の確認
			54		三方活栓の操作とシリンジ接続
			55		接続の際のエアの確認
			56		三方活栓のコック位置修正
			57	○	ブドウ糖注射液の投与（2本）と穿刺部の腫れ等の確認
			58		三方活栓のコック位置修正とシリンジ取り外し，廃棄
			59	○	投与終了後の穿刺部の腫れ等の確認
			60		輸液速度の調整（基本輸液）
処置後	10	処置の効果の確認	61		意識とバイタルサイン等の確認
	11	傷病者への説明③	62		家族への状況の説明
	12	MC医師への連絡②	63		静脈路確保とブドウ糖溶液投与の結果と状況の報告
			64		搬送先医療機関の選定
全体	13	安全と接遇	65	○	全体を通じての安全管理
			66	○	全体を通じての接遇要領

全体評価：　□優（2以下の×）　　□良（3〜8の×）　　□可（9以上の×）　　□不可（必須項目での×）

評価欄

Ⅳ 心肺機能停止前の静脈路確保と輸液 評価表

評価実施日	番号	受講者氏名	評価者名

大項目		中項目	番号	必須事項	小項目	実施できなければ×（具体的な不適切事項を記入）
観察と判断	1	状況評価	1		通報内容の確認	
			2		感染防御の確認	
			3		携行資器材の確認	
			4		現場確認と安全確認	
	2	初期評価 全身観察	5		意識レベルの確認	
			6		気道の確認，呼吸の確認	
			7	○	循環の確認（皮膚の蒼白，湿潤・冷汗，微弱な脈拍等）	
			8		ショックの判断（クラッシュ症候群の可能性の認識）	
			9		必要に応じた気道の確保，酸素投与，補助呼吸	
			10		モニター装着	
			11		意識レベル，神経症状，その他の観察，評価	
			12		観察所見等の記録	
	3	問診と判断	13		問診	
			14		既往歴の確認	
			15		ショックの原因の鑑別（クラッシュ症候群の評価）	
			16	○	静脈路確保と輸液の適応の確認（心原性の除外）	
			17		得られた情報の記録	
静脈路確保と輸液	4	MC医師への連絡①	18		自分の氏名の連絡と連絡相手（MC医師）の確認	
			19		電話連絡の目的の明示	
			20		傷病者の状況の概要説明	
			21		ショックの存在とその推定原因の報告	
			22	○	静脈路確保の指示要請	
			23	○	輸液速度，輸液総量の確認	
			24		MC医師の指示の確認と記録	
	5	傷病者への説明①	25	○	処置の必要性等と，医師の指示の有無の説明	
			26	○	同意の確認	
	6	静脈路確保と輸液①	27		適正な穿刺部位（静脈）の選択	
			28		資器材の確認，準備	
			29		駆血帯の適切な使用（穿刺直前に緊縛）	
			30		輸液製剤の使用期限，変色等の確認	
			31		輸液ラインと輸液バッグの接続，準備	
			32		静脈ライン内とチャンバー内のエア抜き	
			33		ゲージの選択	
			34		穿刺部の四肢の保持	
			35		穿刺操作（規定の回数内での確保）	
			36	○	穿刺針等の破棄	
			37	○	穿刺部の腫れ等の確認	
			38		輸液速度の調整（急速輸液）	
処置後	7	処置の効果の確認	39		バイタルサイン等の確認	
	8	傷病者への説明②	40		家族への状況の説明	
	9	MC医師への連絡②	41		静脈路確保の結果と状況の報告	
			42		搬送先医療機関の選定	
	10	静脈路確保と輸液②	43		輸液ボトルの交換，輸液速度の調整	
全体	11	安全と接遇	44	○	全体を通じての安全管理	
			45	○	全体を通じての接遇要領	

全体評価： □優（2以下の×） □良（3〜8の×） □可（9以上の×） □不可（必須項目での×）

評価欄

資料

以下の資料に関する「補足説明」と「使用方法」については，通知を参照されたい。

搬送確認書（医療機関控え）

引継日時	平成　年　月　日（　）　時　分　隊長氏名	救急隊（隊員数　　人）救急救命士氏名
出場番号	傷病者番号　　　　　―	事故種別：□急病 □交通 □一般 □転院 □加害 □労災 □火災　□水難 □自然 □運動 □自損 □他（　　）
出場先	市郡　　町　　丁目　　番　　号	発生場所
傷病者住所氏名等	市郡　　町　　丁目　　番　　号　　Tel　（　）	性別 □男 □女（　　歳）　生年月日 □明 □大 □昭 □平　年　月　日　職業（　　）

初診医所見等

- 収容医療機関名称所在地：
- 初診時傷病名　記入時刻（　時　分）
- ※ □特記事項なし
- □要連絡：ご意見のある項目に、○印をつけてください。
  1. 除細動 2. 気道確保 3. CPA後静脈路確保 4. アドレナリン投与 5. エピペン使用
  6. 血糖値測定 7. ブドウ糖投与 8. CPA前静脈路確保と輸液 9. その他
- 意見：
- 医師署名
- 初診時程度別
  - □死　亡：初診時死亡が確認されたもの
  - □重　症：三週間以上の入院加療を要するもの
  - □中等症：傷病の程度が重症又は軽症以外のもの
  - □軽　症：軽症で入院を要しないもの

救急要請概要

自覚症状主訴等

現着時接触時状況

救急隊現着時・接触時状況

- 呼吸：□正常 □チアノーゼ □過度の努力呼吸で会話不能（単語のみ話せる状態）□上気道閉塞（あえぎ呼吸・陥没呼吸・シーソー呼吸等含む）□補助呼吸が必要 □呼吸音左右差あり □異常呼吸（中枢性呼吸異常・呼吸様式の異常等）□とぎれとぎれの会話 □増悪する吸気性喘鳴 □呼吸苦 □労作時息切れ □努力様呼吸 □吸気性喘鳴 □その他（　　）
- 循環：□正常 □ショック徴候あり（蒼白・虚脱・冷汗・呼吸困難等）□起立性失神 □起立性低血圧 □坐位・立位での失神様症状 □低血圧の疑い □バイタルサインが正常の上限または下限値である（通常値と異なる）□その他（　　）
- 意識：□正常 □舌根沈下 □持続する痙攣 □意識レベルが次第に増悪 □急に出現した短期記憶の新たな障害 □急に出現した行動の変容 □新たに出現した軽度の意識障害（GCS14・JCS1）□慢性的な軽度の意識障害（GCS14・JCS1）□その他（　　）
- 発熱：□無 □有；有の場合：□免疫不全 □心拍数90回/分以上または呼吸20回/分以上 □具合が悪そうな状態（紅潮・傾眠傾向・不安不穏状態）□苦痛なく落ち着いている
- 疼痛：□無 □有；有の場合：□急性 □慢性 □深在性 □浅在性　痛みスコア（　　）※0～10で表記 □不明
- ショック状態：□無し □有り：循環血液量減少性 □心原性 □閉塞性 □アナフィラキシー □その他（　　）
- 死体徴候：□四肢硬直 □死斑：部位（　　）□その他（　　）

初期ECG	心停止の目撃	バイスタンダーCPRの状況
□VF □VT □PEA □心静止　□Sinus □Af　□その他（　　）	□無し □有り　目撃：□家族 □救急隊 □消防隊　□その他（　　）　目撃時刻（　時　分）　□推定 □確定 □不明　性状：□突然 □徐々に □不明	□無し □有り→開始時刻（　時　分）□推定 □確定　実施者：□家族 □その他（　　）　実施者の資格：　処置内容：□気道確保 □人工呼吸 □胸骨圧迫　AEDの使用（電源ONorパッド貼付）→除細動：□無し □有り（　時　分 □推定 □確定）回数（　回）□その他（　　）　CPR口頭指導：□無し □有り　口頭指導者：□救急隊 □指令員 □その他（　　）
心停止の推定原因　□心原性　□非心原性（　　）　推定理由：□頭痛 □胸痛 □腹痛　□悪心 □発熱 □既往歴　□その他（　　）		

- 市民による他の処置等：□移動 □創傷処置 □止血 □その他（　　）　実施者：□家族 □その他（　　）

既往症
- 既往症：□無し □有り 病名：　　　現病名：□無し □有り 病名：
- 通院医療機関：

※ 初診時程度が<u>重症又は死亡のもの</u>で、本救急活動等に関する意見があり後日消防本部からの連絡が必要な場合は、上記項目「要連絡」にチェックしてください。ご意見は<u>事後検証に活用</u>させて頂きます。

（本紙については傷病者収容時に可能な限り記載し、未記載部分については医療機関の必要に応じて帰署後に情報提供できるようにすること。）

搬送確認書(医療機関控え)

	除細動	気道確保	静脈路確保	薬剤投与(アドレナリン/エピペン/ブドウ糖)	処置等の特記事項
救命処置等	実施場所 (　　　　　) □単相性 □二相性 1回目 □VF □VT (　　時　　分) 2回目 □VF □VT (　　時　　分) 3回目 □VF □VT (　　時　　分) 4回目 □VF □VT (　　時　　分) 5回目 □VF □VT (　　時　　分) 結果： 特記(未試行理由等)： 主実施者名： 資格 □Ⅰ □Ⅱ 　□標準 □救命士	□用手(　　　　　) □経口エアウェイ □経鼻エアウェイ □LM(　　　　　)試行 →□確保 □確保デキズ □食道閉鎖式エアウェイ試行 (　　　　　) →□確保 □確保デキズ □気管挿管試行 　□喉頭鏡 □ビデオ喉頭鏡 →□確保 □確保デキズ サイズ　　　　mm カフ容量　　　ml 固定位置　　　cm 実施場所 (　　　　　) 確保時刻(　　時　　分) 特記(確保デキズ・未試行理由等)： 資格 □救命士 □挿管認定 実施者名： 換気：□BVM □人工呼吸器 O₂　　リットル/分　　回/分 特記：	□試行→□確保 □確保デキズ 実施場所(　　　　　) 目的・適応 □CPA □ショック □クラッシュ □ブ糖 確保時刻(　　時　　分) 確保の部位： (　　G)穿刺回数(　　回) 輸液速度 □維持 □急速 総輸液量(　　　ml) 特記(確保デキズ・未試行理由等)： 実施者名： 資格：□救命士 □薬剤認定 □新処置認定 血糖測定 □試行→□測定 □測定デキズ 血糖値(　　　mg/dl) 実施場所(　　　　　) 測定時刻(　　時　　分) 穿刺の部位： 穿刺回数(　　回) 測定理由： 特記(測定デキズ理由、有害事象等)： 実施者名： 病着時血糖(　　) □不明	□試行→□投与完遂 □一部投与 □全く投与デキズ □アドレナリン □エピペン □ブドウ糖 実施場所(　　　　　) 投与回数(　　　回) 1回目(　　時　　分) 2回目(　　時　　分) 3回目(　　時　　分) 4回目(　　時　　分) 5回目(　　時　　分) 総投与量(　　　ml) 特記(投与デキズ・未試行理由等)： 実施者名： 資格：□救命士 □薬剤認定 □新処置認定 その他の記録(医師等の処置等) □医師連携有り →□医師処置有り □医師同乗有り(□往診医師 □臨場医師 □現場要請医師) 医師名＿＿＿＿＿＿ 医師の処置内容等：	

時間経過	
覚知	:
出場	:
現着	:
接触	:
車収	:
現発	:
病着	:
収容	:
連携活動	
□消防隊	
□救助隊	
□消防防災ヘリ	
□他の救急隊	
□Dr カー	
□Dr ヘリ	
□その他 (　　　　　)	

搬送確認書(救急隊控え)

引継日時	平成　年　月　日(　)　時　分		救急隊(隊員数　　人)
		隊長氏名	救急救命士氏名

出場番号	傷病者番号　　　—	事故種別	□急病 □交通 □一般 □転院 □加害 □労災 □火災 □水難 □自然 □運動 □自損 □他(　　)

	発生場所	
	性別 □男 □女 (　　歳)	
	職業 (　　)	

	収容医療機関名称所在地		初診時傷病名　記入時刻(　時　分)

初診医所見等

□特記事項なし
□要連絡:ご意見のある項目に、○印をつけてください。
1.除細動 2.気道確保 3.CPA後静脈路確保 4.アドレナリン投与 5.エピペン使用
6.血糖値測定 7.ブドウ糖投与 8.CPA前静脈路確保と輸液 9.その他
意見:

医師署名

初診時程度別
□死　亡:初診時死亡が確認されたもの
□重　症:三週間以上の入院加療を要するもの
□中等症:傷病の程度が重症又は軽症以外のもの
□軽　症:軽症で入院を要しないもの

搬送確認書(救急隊控え)

引継日時	平成　年　月　日(　)　時　分		救急隊(隊員数　　人)
		隊長氏名	救急救命士氏名

出場番号	傷病者番号	事故種別	

発生場所

性別 □男 □女 (　　歳)

救急活動記録票

引継日時	平成　年　月　日（　）時　分　　　　　　　　隊長氏名　　　　　　救急隊（隊員数　人）　救急救命士氏名

出場番号	傷病者番号　　　—	事故種別	□急病　□交通　□一般　□転院　□加害　□労災　□火災　□水難　□自然　□運動　□自損　□他（　）

出場先	市郡　　　　町　　丁目　　番　　号	発生場所

傷病者住所氏名等	市郡　　　町　　丁目　　番　　号　　　　　　　Tel　（　）	性別 □男 □女（　　歳）　生年月日 □明 □大 □昭 □平　年　月　日　職業

収容医療機関名称所在地		初診時傷病名　記入時刻（　時　分）

不搬送状況等	理由 傷病者署名　　　　　　　　　　　　（間柄　　　）	医師署名 初診時程度別 □死　亡：初診時死亡が確認されたもの □重　症：三週間以上の入院加療を要するもの □中等症：傷病の程度が重症又は軽症以外のもの □軽　症：軽症で入院を要しないもの
死亡確認状況等	□往診医師　□臨場医師　□現場要請医師 死亡確認時刻（　時　分） 　　　　死亡確認医師署名	

救急要請概要	

自覚症状主訴等	

現着時接触時状況	

救急隊現着時・接触時状況	呼吸：□正常 □チアノーゼ □過度の努力呼吸で会話不能（単語のみ話せる状態） □上気道閉塞（あえぎ呼吸・陥没呼吸・シーソー呼吸等含む） □補助呼吸が必要 □呼吸音左右差あり □異常呼吸（中枢性呼吸異常・呼吸様式の異常等） □とぎれとぎれの会話 □増悪する吸気性喘鳴 □呼吸苦 □労作時息切れ □努力様呼吸 □吸気性喘鳴 □その他（　） 循環：□正常 □ショック徴候あり（蒼白・虚脱・冷汗・呼吸困難等） □起立性失神 □起立性低血圧 □坐位・立位での失神様症状 □低血圧の疑い □バイタルサインが正常の上限または下限値である（通常値と異なる） □その他（　） 意識：□正常 □舌根沈下 □持続する痙攣 □意識レベルが次第に増悪 □急に出現した短期記憶の新たな障害 □急に出現した行動の変容 □新たに出現した軽度の意識障害（GCS14・JCS1）□慢性的な軽度の意識障害（GCS14・JCS1）□その他（　） 発熱：□無 □有；有の場合：□免疫不全 □心拍数90回/分以上または呼吸20回/分以上 　　　　　　　　　　　　□具合が悪そうな状態（紅潮・傾眠傾向・不安不穏状態）□苦痛なく落ち着いている 疼痛：□無 □有；有の場合：□急性 □慢性 □深在性 □浅在性　痛みスコア（　）※0〜10で表記　□不明 ショック状態：□無し □有り：□循環血液量減少性 □心原性 □閉塞性 □アナフィラキシー □その他（　） 死体徴候：□四肢硬直 □死斑：部位（　）□その他（　）

	初期ECG	心停止の目撃	バイスタンダーCPRの状況
	□VF □VT □PEA □心静止 □Sinus □Af □その他（　） 心停止の推定原因 □心原性 □非心原性（　） 推定理由：□頭痛 □胸痛 □腹痛 □悪心 □発熱 □既往歴 □その他（　）	□無し □有り 目撃：□家族 □救急隊 □消防隊 □その他（　） 目撃時刻（　時　分） □推定 □確定 □不明 性状：□突然 □徐々に □不明	□無し □有り→開始時刻（　時　分 □推定 □確定） 実施者：□家族 □その他（　） 実施者の資格（　） 処置内容：□気道確保 □人工呼吸 □胸骨圧迫 □AEDの使用（電源ONorパッド貼付）→除細動：□無し □有り （　時　分 □推定 □確定）回数（　回） □その他（　） ＣＰＲ口頭指導：□無し □有り 口頭指導者：□救急隊 □指令員 □その他（　）

市民による他の処置等：□移動 □創傷処置 □止血 □その他（　）　実施者：□家族 □その他（　）

既往症	既往症：□無し □有り 病名：　　　　　　　現病名：□無し □有り 病名： 通院医療機関：

医療機関選定経過	選定者：□救急隊 □本部 □本人 □家族 □医師 □その他（　） 連絡開始時刻（　時　分）決定時刻（　時　分）受入照会回数（　回） 選定経過（照会した医療機関名や結果等）：

救急活動記録票

転送内容	要請医療機関名：	要請内容	
	要請医師名：		
	病院選定 □医師 □救急隊 □本部		
	同乗管理 □医師 □看護師 □病院救命士 □その他		

	除細動	気道確保	静脈路確保	薬剤投与(アドレナリン/エピペン/ブドウ糖)	処置等の特記事項
救命処置等	実施場所 (　　　　) □単相性 □二相性 1回目□VF □VT (　時　分) 2回目□VF □VT (　時　分) 3回目□VF □VT (　時　分) 4回目□VF □VT (　時　分) 5回目□VF □VT (　時　分) 結果： 特記(未試行理由等)： 主実施者名： 資格 □Ⅰ □Ⅱ 　□標準 □救命士	□用手(　　　　) □経口エアウェイ □経鼻エアウェイ □LM(　　　)試行 →□確保 □確保デキズ □食道閉鎖式エアウェイ試行 (　　　　) →□確保 □確保デキズ □気管挿管試行 　□喉頭鏡 □ビデオ喉頭鏡 →□確保 □確保デキズ サイズ　　　mm カフ容量　　ml 固定位置　　cm 実施場所 (　　　　) 確保時刻(　時　分) 特記(確保デキズ・未試行理由等) 資格 □救命士 □挿管認定 実施者名： 換気：□BVM □人工呼吸器 O₂　　リットル/分　　回/分 特記：	□試行→□確保 □確保デキズ 実施場所(　　　　) 目的・適応 □CPA □ショック □クラッシュ □ブ糖 確保時刻(　時　分) 確保の部位： (　　G)穿刺回数(　　回) 輸液速度 □維持 □急速 総輸液量(　　　ml) 特記(確保デキズ・未試行理由等)： 実施者名： 資格：□救命士 □薬剤認定 □新処置認定 血糖測定 □試行→□測定 □測定デキズ 血糖値　　　　mg/dl 実施場所(　　　　) 測定時刻(　時　分) 穿刺の部位： 穿刺回数(　　回) 測定理由： 特記(測定デキズ理由、有害事象等)： 実施者名： 病着時血糖(　　) □不明	□試行→□投与完遂 □一部投与 □全く投与デキズ □アドレナリン □エピペン □ブドウ糖 実施場所(　　　　) 投与回数(　　回) 1回目(　時　分) 2回目(　時　分) 3回目(　時　分) 4回目(　時　分) 5回目(　時　分) 総投与量(　　ml) 特記(投与デキズ・未試行理由等)： 実施者名： 資格：□救命士 □薬剤認定 □新処置認定 その他の記録(医師等の処置等) □医師連携有り →□医師処置有り □医師同乗有り(□往診医師 □臨場医師 □現場要請医師) 医師名＿＿＿＿＿＿ 医師の処置内容等：	

MC指示要請	□未要請 □指示、指導助言有り □連絡とれず(理由：　　　　　　　　　　　　　　　　　　)
	連絡がとれるまでに要した発信回数(　　回)　MC医と会話ができるまでに要した時間 □1分未満 □1分以上(　　分)
	要請者名：　　　　　MC医名：　　　　　MC医所属機関：
	指示・指導助言(時刻と内容等)：

		時刻	(接触時)		(病着時)	時間経過
観察・処置の経過		意識				覚知　：
		呼吸				出場　：
		脈拍				現着　：
		ECG				接触　：
		血圧				車収　：
		瞳孔				現発　：
		SpO₂				病着　：
		体温				収容　：
	処置・判断等					連携活動 □消防隊 □救助隊 □消防防災ヘリ □他の救急隊 □Dr カー □Dr ヘリ □その他 (　　　)

特記事項	

検証票

引継日時	平成　年　月　日（　）　時　分	救急隊（隊員数　　人） 隊長氏名　　　　　救急救命士氏名
出場番号	傷病者番号 　　－	事故種別	□急病 □交通 □一般 □転院 □加害 □労災 □火災 □水難 □自然 □運動 □自損 □他（　　　）

			発生場所	
			性別 □男 □女（　　歳）	
			職業（　　　　）	

初診医所見等	収容医療機関名称所在地		初診時傷病名　　記入時刻（　時　分）
	□特記事項なし □要連絡：ご意見のある項目に、○印をつけてください。 1.除細動 2.気道確保 3.CPA後静脈路確保 4.アドレナリン投与 5.エピペン使用 6.血糖値測定 7.ブドウ糖投与 8.CPA前静脈路確保と輸液 9.その他 意見：		医師署名
			初診時程度別 □死　亡：初診時死亡が確認されたもの □重　症：三週間以上の入院加療を要するもの □中等症：傷病の程度が重症又は軽症以外のもの □軽　症：軽症で入院を要しないもの

救急要請概要	
自覚症状主訴等	
現着時接触時状況	

救急隊現着時・接触時状況	呼吸：□正常 □チアノーゼ □過度の努力呼吸で会話不能(単語のみ話せる状態) □上気道閉塞(あえぎ呼吸・陥没呼吸・シーソー呼吸等含む) □補助呼吸が必要 □呼吸音左右差あり □異常呼吸(中枢性呼吸異常・呼吸様式の異常等) □とぎれとぎれの会話 □増悪する吸気性喘鳴 □呼吸苦 □労作時息切れ □努力様呼吸 □吸気性喘鳴 □その他（　　）
	循環：□正常 □ショック徴候あり(蒼白・虚脱・冷汗・呼吸困難等) □起立性失神 □起立性低血圧 □坐位・立位での失神様症状 □低血圧の疑い □バイタルサインが正常の上限または下限値である(通常値と異なる) □その他（　　）
	意識：□正常 □舌根沈下 □持続する痙攣 □意識レベルが次第に増悪 □急に出現した短期記憶の新たな障害 □急に出現した行動の変容 □新たに出現した軽度の意識障害(GCS14・JCS1) □慢性的な軽度の意識障害(GCS14・JCS1) □その他（　　）
	発熱：□無 □有；有の場合：□免疫不全 □心拍数90回/分以上または呼吸20回/分以上 　　　　　　　　　　　□具合が悪そうな状態（紅潮・傾眠傾向・不安不穏状態) □苦痛なく落ち着いている
	疼痛：□無 □有；有の場合：□急性 □慢性 □深在性 □浅在性　痛みスコア（　　）※0〜10で表記 □不明
	ショック状態：□無し □有り：□循環血液量減少性 □心原性 □閉塞性 □アナフィラキシー □その他（　　）
	死体徴候：□四肢硬直 □死斑：部位（　　）□その他（　　）

初期ECG	心停止の目撃	バイスタンダーCPRの状況
□VF □VT □PEA □心静止 □Sinus □Af □その他（　　）	□無し □有り 目撃：□家族 □救急隊 □消防隊 □その他（　　）	□無し □有り→開始時刻（　時　分 □推定 □確定） 実施者：□家族 □その他（　　） 実施者の資格（　　）
心停止の推定原因	目撃時刻（　時　分）	処置内容：□気道確保 □人工呼吸 □胸骨圧迫
□心原性 □非心原性（　　） 推定理由：□頭痛 □胸痛 □腹痛 　　　　　□悪心 □発熱 □既往歴 □その他（　　）	□推定 □確定 □不明 性状：□突然 □徐々に □不明	AEDの使用(電源ONorパッド貼付)→除細動：□無し □有り （　時　分 □推定 □確定）回数（　　回） □その他（　　） CPR口頭指導：□無し □有り 口頭指導者：□救急隊 □指令員 □その他（　　）

	市民による他の処置等：□移動 □創傷処置 □止血 □その他（　　）　実施者：□家族 □その他（　　）

既往症	既往症：□無し □有り 病名：　　　　　現病名：□無し □有り 病名： 通院医療機関：

医療機関選定経過	選定者：□救急隊 □本部 □本人 □家族 □医師 □その他（　　） 連絡開始時刻（　時　分）決定時刻（　時　分）受入照会回数（　　回） 選定経過(照会した医療機関名や結果等)：

資料　131

検証票

<table>
<tr><td rowspan="2">転送内容</td><td>要請医療機関名：</td><td rowspan="2">要請内容</td><td rowspan="2"></td></tr>
<tr><td>要請医師名：</td></tr>
<tr><td></td><td>病院選定　□医師　□救急隊　□本部</td><td colspan="2"></td></tr>
<tr><td></td><td>同乗管理　□医師　□看護師　□病院救命士　□その他</td><td colspan="2"></td></tr>
</table>

<table>
<tr><th colspan="2">救命処置等</th><th>除細動</th><th>気道確保</th><th>静脈路確保</th><th>薬剤投与(アドレナリン/エピペン/ブドウ糖)</th><th>処置等の特記事項</th></tr>
<tr><td rowspan="20"></td><td rowspan="20"></td><td>
実施場所
(　　　　　　　)
□単相性　□二相性
1回目 □VF □VT
(　　時　　分)
2回目 □VF □VT
(　　時　　分)
3回目 □VF □VT
(　　時　　分)
4回目 □VF □VT
(　　時　　分)
5回目 □VF □VT
(　　時　　分)
結果：

特記(未試行理由等)：

主実施者名：
資格 □Ⅰ □Ⅱ
　□標準　□救命士
</td><td>
□用手(　　　　　　　)
□経口エアウェイ　□経鼻エアウェイ
□LM(　　　　　　)試行
→□確保　□確保デキズ
□食道閉鎖式エアウェイ試行
(　　　　　　　　　　)
→□確保　□確保デキズ
□気管挿管試行
　□喉頭鏡　□ビデオ喉頭鏡
→□確保　□確保デキズ
　サイズ　　　　　mm
　カフ容量　　　　ml
　固定位置　　　　cm

実施場所
(　　　　　　　　　)
確保時刻(　　時　　分)
特記(確保デキズ・未試行理由等)

資格
□救命士　□挿管認定
実施者名：
換気：□BVM　□人工呼吸器
O₂　　リットル/分　　回/分
特記：
</td><td>
□試行→□確保　□確保デキズ
実施場所(　　　　　　　)
目的・適応
□CPA □ショック □クラッシュ □ブ糖
確保時刻(　　時　　分)
確保の部位：
(　　　G)穿刺回数(　　回)
輸液速度　□維持　□急速
総輸液量(　　　　　ml)
特記(確保デキズ・未試行理由等)：

実施者名：
資格：□救命士□薬剤認定
□新処置認定

血糖測定
□試行→□測定　□測定デキズ
血糖値　　　　mg/dl
実施場所(　　　　　　　)
測定時刻(　　時　　分)
穿刺の部位：
穿刺回数(　　　　回)
測定理由：

特記(測定デキズ理由、有害事象等)：

実施者名：
病着時血糖(　　　) □不明
</td><td>
□試行→□投与完遂　□一部
投与　□全く投与デキズ
□アドレナリン □エピペン □ブドウ糖
実施場所(　　　　　　　)
投与回数(　　　　　回)
1回目(　　時　　分)
2回目(　　時　　分)
3回目(　　時　　分)
4回目(　　時　　分)
5回目(　　時　　分)
総投与量(　　　　　ml)
特記(投与デキズ・未試行理由等)：

実施者名：
資格：□救命士□薬剤認定
□新処置認定

その他の記録(医師等の処置等)
□医師連携有り
→□医師処置有り　□医師同乗有り(□往診医師　□臨場医師　□現場要請医師)
医師名＿＿＿＿＿＿＿
医師の処置内容等：
</td><td></td></tr>
</table>

<table>
<tr><td rowspan="3">MC指示要請</td><td colspan="4">□未要請　□指示、指導助言有り　□連絡とれず(理由：　　　　　　　　　　　　　　　　　　　　　　　)</td></tr>
<tr><td colspan="4">連絡がとれるまでに要した発信回数(　　回)　MC医と会話ができるまでに要した時間 □1分未満 □1分以上(　　　分)</td></tr>
<tr><td colspan="4">要請者名：　　　　　　MC医名：　　　　　　　MC医所属機関：
指示・指導助言(時刻と内容等)：</td></tr>
</table>

<table>
<tr><td rowspan="10">観察・処置の経過</td><td>時刻</td><td>(接触時)</td><td>(病着時)</td><td>時間経過</td></tr>
<tr><td>意識</td><td></td><td></td><td>覚知　：</td></tr>
<tr><td>呼吸</td><td></td><td></td><td>出場　：</td></tr>
<tr><td>脈拍</td><td></td><td></td><td>現着　：</td></tr>
<tr><td>ECG</td><td></td><td></td><td>接触　：</td></tr>
<tr><td>血圧</td><td></td><td></td><td>車収　：</td></tr>
<tr><td>瞳孔</td><td></td><td></td><td>現発　：</td></tr>
<tr><td>SpO₂</td><td></td><td></td><td>病着　：</td></tr>
<tr><td>体温</td><td></td><td></td><td>収容　：</td></tr>
<tr><td>処置・判断等</td><td colspan="2"></td><td>連携活動
□消防隊
□救助隊
□消防災ヘリ
□他の救急隊
□Dr カー
□Dr ヘリ
□その他
(　　　　　)</td></tr>
</table>

<table>
<tr><td rowspan="8">事後検証</td><td>観察</td><td>判断</td><td>処置</td><td>医療機関選定</td><td>検証医　評価</td></tr>
<tr><td>□標準</td><td>□標準</td><td>□標準</td><td>□標準</td><td rowspan="6"></td></tr>
<tr><td>□署等で確認</td><td>□署等で確認</td><td>□署等で確認</td><td>□署等で確認</td></tr>
<tr><td>□事例研究を考慮</td><td>□事例研究を考慮</td><td>□事例研究を考慮</td><td>□事例研究を考慮</td></tr>
<tr><td>□推奨症例</td><td>□推奨症例</td><td>□推奨症例</td><td>□推奨症例</td></tr>
<tr><td>□稀・参考症例</td><td>□稀・参考症例</td><td>□稀・参考症例</td><td>□稀・参考症例</td></tr>
<tr><td>□要改善</td><td>□要改善</td><td>□要改善</td><td>□要改善</td></tr>
<tr><td colspan="5">検証日：平成　　　年　　　月　　　日　検証医：(所属)　　　　　　　　　(氏名)</td></tr>
</table>

指導者所見	平成　　年　　月　　日(氏名)
救急救命士確認欄	

● 追補版　索引

＊太数字は当該用語が詳述されているページを示す。

数字・ギリシャ文字

1回拍出量　10
1型糖尿病　**44**, 47, 50
2型糖尿病　**44**, 47, 51
3大栄養素　39
5％ブドウ糖液　15, 16
15歳以上　30, 32
50％ブドウ糖注射液　66, 70
　　──投与の手順　67
α-グルコシダーゼ阻害薬　**46**, 50
α細胞　42
α作用　14
β細胞　42, 43, 47
$β_1$作用　14
$β_2$作用　14

アルファベット

A細胞　42
ACEC　58
ADP　39
AIDS　97
ARDS　20
ATP　10, **39**
　　──産生　**40**
　　──産生経路　**41**
B細胞　42
BAGMASK　55
COPD　54
DIC　10, 20
DPP-4阻害薬　**46**
Hb　43
HbA_{1c}　43, 45
HES　16
JCS　55, 69, 73
MC　**102**
　　──体制　3, **102**
　　──のコア業務　102
MC協議会　**27**
　　地域──　27, 30, 32, 73, 81, 96, 100
　　都道府県──　113
MODS　20
Na-Kポンプ　20
PCEC　55, 58
QRS幅の拡大　51
smiling death　20
SU薬　45, 49

T波の尖鋭化　51
T波の増高　51
TCAサイクル　39, **40**
t-PA　13

あ

アカルボース　50
アクシデント　81
　　──レポート　81
アシドーシス　16, 54
　　代謝性──　10, 20, 21, 50, 54
　　乳酸──　40, 46
アスピリン　49
アセチルCoA　40
アセトン臭　50, 54
圧挫症候群→クラッシュ症候群
圧迫止血　28, 88
アデノシン三リン酸　10, **39**
アデノシン二リン酸　39
アドバンスディレクティブ　100
アドレナリン　14, 41, 42, 48, 83
　　──製剤　4, 33
アナフィラキシー　**12**
　　──ショック　4, 9, 11, 13, 30, 33
アミノ酸　40
　　──液　16
アルコール依存症　54
アルコール摂取　49
アルドステロン　10
アルブミン　16, 18
　　──製剤　16
アレルギー反応　13
アレルゲン　33
安全管理　**79**
　　──責任者　80
　　傷病者移動時の──　88
安全で質の高い医療を受ける権利の実現に関する宣言　94
安全文化　79
アンダートリアージ　18
アンプル製剤　70
アンモニア臭　54

い

医行為　99, 101, 102
　　絶対的──　102
　　相対的──　102

イコデキストリン　60
意識　51
　　──のない傷病者への対応　100
意識障害　10, 51
　　──の観察　**55**
　　──の観察と判断　**58**
　　──の原因　**51**
　　──の原因検索　**53**
意識障害病院前救護（PCEC）　55, 58
意識状態　30
意識レベル　**50**, 51, 68, 69, 73, 75
　　──低下　48
医師の具体的指示　30, 32, 73, 103
医師法　96
胃・十二指腸潰瘍　18
維持輸液　27, 28, **31**, 32, **33**
一次性脳病変　49, **51**, 54
一酸化炭素　52
溢水　54
遺伝因子　43
医道審議会　96
医療過誤　79
　　──訴訟　97
医療関連行為　102
医療機関選定　107
医療行為　79, 93
医療事故　79, 83
医療従事者　93
医療の安全管理　79
医療倫理　93, 99
インシデント　**81**, 83
　　──レポート　81
飲酒　54
インスリン　**42**, 43, 49
　　──応答性　43
　　──感受性　42
　　──基礎分泌　43
　　──拮抗ホルモン　48
　　──製剤　**47**
　　──追加分泌　43
　　──皮下注射　73
　　──標的臓器　42, 43
　　──ポンプ療法　48
　　混合型──　47
　　持効溶解型──　47
　　速効型──　**47**
　　中間型──　47

超速効型―― **47**
ペン型―― **84**
インスリン注入療法 **48**
インスリン抵抗性 **43**, **44**
――改善薬 **46**
インスリン分泌 **43**, **44**
――促進薬 **45**
――不全 **43**
インスリン療法 **46**, **47**
強化―― **48**
インテンション・ツー・トリート解析 **119**
インフォームドコンセント **94**, **96**, **99**

う

ウェルニッケ脳症 **40**
右室梗塞 **11**, **18**, **32**
右心系 **11**
右心不全 **11**, **12**
うっ血のコツ **65**
うつ病 **54**
運動量低下 **43**
運動療法 **45**

え

永久止血 **13**
栄養素 **39**
栄養輸液製剤 **16**
笑顔の死 **20**
液面レベル **28**
エコロジカル研究 **118**
エネルギー **39**
エピネフリン **4**
エピペン® **4**, **33**, **83**, **85**
塩化カリウム **83**
塩素ガス **52**, **57**
延長チューブ **23**
――の接続部の外れ **88**

お

応急処置 **3**, **96**
応急手当 **3**
黄疸 **54**, **57**
嘔吐 **28**, **32**
横紋筋融解症 **19**
オーバートリアージ **18**
思い込み **85**
オンラインでの口頭指示 **86**
オンラインでの指示要請 **66**
オンラインメディカルコントロール（オンラインMC） **96**, **103**
――医師 **32**, **66**, **75**

か

外傷 **12**, **18**, **54**
外傷痕 **54**
解糖 **10**, **40**
外筒 **24**, **29**
介入研究 **118**
外部評価 **81**
解離性障害 **54**
角砂糖 **50**
「覚醒」 **51**
覚せい剤 **52**
下垂体前葉 **42**
下大静脈 **14**
脚気 **40**
活動記録票 **101**
活動プロトコール **30**, **73**
カテコラミン **10**, **11**, **14**, **42**
果糖 **39**, **50**
痒み **33**
ガラスアンプル **70**
カリウム **16**
過量投与 **83**
カルシウム **16**
眼位 **57**
肝炎キャリア **97**
感覚障害 **27**
感覚鈍麻 **45**
換気障害 **54**
環境因子 **43**
環境温度 **60**
間欠性跛行 **45**
眼瞼結膜 **12**
肝硬変 **44**
観察研究 **118**
間質液 **16**
患者の権利 **93**
――に関するWMAリスボン宣言 **93**
――に関する体系 **94**
患者の権利章典 **93**
患者の取り違え **84**
眼振 **54**
肝性口臭 **54**
肝性脳症 **54**
肝臓 **39**, **41**, **42**
眼底出血 **44**
肝不全 **52**
感冒薬 **52**
顔面麻痺 **54**

き

既往歴 **56**

飢餓状態 **40**
記号化 **106**
起坐位 **11**, **12**
起坐呼吸 **88**
基質 **42**
記述的研究 **117**
気道確保 **3**, **50**, **51**
気泡 **28**
――の混入 **88**
救急活動記録票 **128**
救急救命士 **3**, **93**
――の法的責任 **96**
――の処置範囲に係る研究 **4**
――の取り扱う薬剤の管理手順等における注意事項について **87**
「救急救命士の業務のあり方等に関する検討会」報告書 **5**
救急救命士法 **3**, **101**
――施行規則 **3**
救急救命処置 **3**, **5**
――の定義 **3**
――の範囲等について **3**
――の変遷 **3**
救急救命処置録 **87**
救急業務研究会小委員会中間報告 **3**
救急隊員 **96**
――の行う応急処置等の基準 **3**
求償権 **96**
急性呼吸促迫症候群 **20**
急性心筋梗塞 **9**, **54**
急性腎障害 **54**
急性腎不全 **20**
急性大動脈解離 **12**, **54**
急速輸液 **15**, **18**, **22**, **26**, **28**, **31**, **32**, **33**
仰臥位 **11**, **12**
強化インスリン療法 **48**
胸腔穿刺 **19**
胸腔ドレナージ **13**, **19**
凝固異常 **10**
凝固障害 **18**
胸骨圧迫 **4**, **5**
行政処分 **96**
胸痛 **12**, **54**
――の鑑別 **12**
共同偏視 **51**, **54**
胸部圧迫痕 **54**
業務上過失致死傷罪 **96**
局所神経所見 **51**, **54**
虚血再灌流障害 **19**
起立性低血圧 **45**
記録 **87**
禁忌薬剤の投与 **84**

索　引　135

緊急度・重症度　30
筋区画症候群→コンパートメント症候群
筋細胞　19, 39
緊張性気胸　9, 12, 13, 19

く

偶発性低体温症　9
偶発的抜去　27, 85, 88
空腹　48
駆血　24
駆血帯　23, 24, 28
クスマウル大呼吸　50
具体的指示　30, 32, 73, 103
クッシング症候群　42
クモ状血管腫　54, 57
くも膜下出血　54, 55, 73
クラッシュ症候群　19, 23, 30, 32
　　──の受傷機転　19
　　──の初期症状　21
　　──の治療　22
　　──の病態　19
クリーニング　61
グリコーゲン　39, 40, 42
　　──合成　41
　　──合成促進　42
　　──分解　39, 41
グリコヘモグロビン　43
グリセロール　40
グリニド薬　46, 49
グルーピング　106
グループディスカッション　113
グルカゴン　42, 50, 66
グルコース　39
クレンメ　23, 27, 29, 88
クロスセクショナル研究　118

け

経口血糖降下薬　45, 49, 73
警告症状　49
頸静脈怒張　30, 56
頸髄損傷　12, 54
携帯型インスリン注入ポンプ　48
頸部血管性雑音　57
頸部腫大　56
痙攣　48, 54
ケース・コントロール研究　118
下血　12
血圧　30
　　──格差　54
　　──低下　28, 51
血液逆流　24, 88
血液浄化　13

血液分布異常性ショック　9, 19, 30, 32
血液量による血糖値の変動　66
結果　117
血管外漏出　14, 84, 85
血管径　9
血管作動薬　14
血管収縮　21
　　──作用　14
血管痛　69, 70
血管抵抗　11
血管内皮細胞　10
血管内壁　29
血管壁　16
血管迷走神経反射　28
血管容積　9
血腫　29, 55
血漿　16
　　──浸透圧　50
血清K値　42
血栓　29
血糖　40
血糖測定　4, 63, 73, 75, 101
　　──とブドウ糖投与要請　109
　　──の手順　63
　　──の評価表　120
血糖測定器　59, 113
　　──の準備　63
　　自己検査用──　48
血糖値　43, 48
　　──の測定　64, 65
　　──の調節　40
　　──の変動　66
血流分配　11
ケトアシドーシス　50, 54
　　糖尿病──　51
ケトーシス　51
ケトン体　50
ケミカルメディエータ　9
下痢　32
嫌気的代謝　10, 40
研究デザイン　117
検証　81
検証票　130
倦怠感　48
減張切開　22
見当識低下　48

こ

厚生労働大臣　96
広域医療搬送　22
高エネルギー事故　75
高カリウム血症　20, 21, 32

高カロリー輸液　16
　　──製剤　14
抗癌剤　83
交感神経系　10, 41
交感神経症状　48, 49
好気的代謝　10, 40
抗凝固薬　28
工業用品　52
抗菌薬　13, 83
高クロール血症　16
攻撃的言動　48
高血圧性脳内血腫　54
高血糖　43, 44, 50, 51, 42
　　──の病態　50
　　食後──　46, 47
膠質浸透圧　16, 18
口臭　57
甲状腺疾患　54
甲状腺ホルモン　42
高浸透圧　54
高浸透圧高血糖症候群　51
向精神薬　52
拘束性ショック　12
酵素電極法　59
酵素比色法　59
交替時点検　60
高張性脱水　16, 17
後天性免疫不全症候群　97
口頭指示　84, 86
　　オンラインでの──　86
高度徐脈　54
高二酸化炭素血症　54
高濃度の投与　84
後負荷　9, 11, 18
項部硬直　54
興奮状態　41
肛門括約筋反射　21
抗利尿ホルモン　10
誤嚥　28
呼吸音　57
呼吸器疾患　54
呼吸苦　54
呼吸困難　11
　　発作性夜間──　11
呼吸状態　30
呼吸様式　55
骨格筋　20
　　──細胞　20
　　──損傷　19
　　──の体積分布　21
国家研究法　94
国家賠償法　96
骨髄炎　45

骨髄針 15
骨髄路 14, **15**
固定用絆創膏 23
誤投薬 97
　──防止策 **87**
誤投与の背景 85
　──思い込み 85
　──確認不足 85
コホート研究 **118**
コミュニケーションスキル 114
コミュニケーションモデル 106
コメディカル 102
コロイド分子 16, **17**
混合型インスリン 47
混合製剤2回注射療法 48
昏睡 48, 55
　非ケトン性高浸透圧性糖尿病
　性── 51
コントロール液 61
コンパートメント症候群 20, 22

さ

坐位 13
再教育 **103**
細動脈 11
サイトカイン 13
再発防止策 81
細胞逸脱物質 20
細胞壊死 20
細胞外液 15, 16
　──量 15
　──補充液 15, 17
細胞死 43
細胞内液 16
細胞膜 16
　──電位 39
債務不履行 96
酢酸イオン 16
酢酸ナトリウム 16
酢酸リンゲル液 16
鎖骨下静脈 14
左心系 28
左心不全 12
砂糖 50
酸塩基平衡 22
酸素供給能力 10
酸素需要 11
酸素投与 22, 51
酸素分圧 60
3大栄養素 39
三方活栓 23, 28, 29, 67

し

シアン 52
シーネ固定 29
視覚情報 107
止血処置 28
試験紙 59
　──の残量確認 61
試験紙ドラム 61
　──の交換方法 62
持効溶解型インスリン 47
自己決定の権利 94
自己検査用血糖測定器 48
事後検証 33, **103**
自己心拍再開 88
自殺企図 100
四肢運動機能 57
四肢切断 21
脂質 42
指示簿 103
四肢麻痺 54
視床下部 40
指示要請 32, 107
　オンラインでの── 65
視診 56
死戦期呼吸 10
事前指示 100
持続皮下インスリン注入療法 48
シックデイ 48, 49, **51**
失語 51, 54
失語症 51
実証研究 4, 30, 32, 76, 100
失神 28, 54
　神経調節性── 54
　心原性── 54
失調性呼吸 55
自動調節能 11
歯肉炎 45
刺入部周囲の観察 67
しびれ感 45
脂肪組織 39
脂肪乳剤 16
シミュレーション訓練 **113**
　──担当者 113
シミュレーション人形 113
シミュレーター 113
尺側皮静脈 24
ジャパンコーマスケール 55, 69, 73
重症感染症 32
中心循環 10
ジュース 51
自由水 16
愁訴 12

重炭酸ナトリウム 16, 21
重炭酸リンゲル液 16
集中治療 22
集中力低下 48
収容依頼 108
手指の穿刺 64
酒精綿 23, 28, 62
腫脹 29, 66
出血傾向 28
出血性ショック 15, 18, 54
ジュネーブ宣言 99
手背静脈 24, 29
循環血液量 23
循環血液量減少性ショック 9, 12,
　18, 19, 30, 32
循環補助 13
準備 23
消化管出血 12, 18, 54
消化器疾患 54
消化酵素 39
状況評価 55
上行性脳幹網様体賦活系 51
使用後点検 60
使用前点検 60
上大静脈 14
消毒用アルコール 27
小脳梗塞 54
小脳出血 54
傷病者移動時の安全管理 88
傷病者属性 107
傷病者の意思に反する対応 100
傷病者の収容依頼 107
傷病者引継書 87
情報伝達 **106**
静脈炎 14, 29, 69, 70
静脈穿刺 27
静脈弁 29
静脈留置針 23
　──の抜去 88
静脈路 14
　中心── **14**
　末梢── **14**
静脈路確保 3, 4, **23**, 66, **75**, 87
　──と輸液の評価表 **124**
　──に必要な資器材 **23**
　──の手順 **24**
　──の評価 66
　──要請 109
症例報告 **117**
上腕動脈 27
初期評価 **55**
食後高血糖 46, 47
　──改善薬 **46**

触診　57
食道静脈瘤破裂　12
除細動　3
処置拡大　4，**102**
ショック　9，**18**，23，30，40，54
　　――指数　18
　　――の鑑別　**11**
　　――の原因治療　**13**
　　――の治療　**13**
　　――の病態　**9**
　　――の分類　**9**
　　――のメカニズム　**9**
　　アナフィラキシー――　4，9，11，13，30，33
　　血液分布異常性――　**9**，**19**，30，32
　　拘束性――　12
　　循環血液量減少性――　**9**，**12**，**18**，19，30，32
　　出血性――　15，18，54
　　心外閉塞・拘束性――　**9**，**19**，30
　　神経原性――　**9**，**11**，**12**，30
　　心原性――　**9**，**12**，**18**，19，30，32，54
　　敗血症性――　**9**，**11**，**12**，**13**，30，32，45
　　閉塞性――　12，54
ショ糖　39，50
除脳硬直　55
初発症状　55
処方日数　83
徐脈　28，32
　　高度――　54
シリーズ報告　**117**
自律尊重原則　**94**
自立歩行　13
シリンジ　28，66，67
心外閉塞・拘束性ショック　**9**，**19**，30
人格の尊重　**94**
心機能　10
　　――曲線　11
心筋梗塞　12，45
心筋収縮力　10
心筋症　9
神経原性ショック　**9**，**11**，**12**，30
神経所見　57
神経性調節　**41**
神経損傷　**27**
神経調節性失神　54
心原性失神　54
心原性ショック　**9**，**12**，**18**，19，30，32，54
人工透析療法　45
心室細動　22

心室頻拍　54
腎障害　44，49，54
新生血管　44
振戦　48，54
腎臓　44
心・大血管イベント　12
身体所見　33，**56**
診断的治療　14
心タンポナーデ　9，12，13，19，54
心停止　32
心電図モニター　51
浸透圧　15，16，70
　　――利尿　51
　　――利尿薬　21
　　血漿――　50
　　膠質――　16，18
心嚢穿刺　19
心嚢ドレナージ　19
心肺機能停止状態　3，4
　　非――　88
心肺機能停止前　87
　　――の輸液　101
「心肺機能停止前の重度傷病者に対する血糖測定及び低血糖発作症例へのブドウ糖投与」プロトコール　**73**
「心肺機能停止前の重度傷病者に対する血糖測定及び低血糖発作症例への輸液」プロトコール　**74**
　　――の対象者　**73**
　　――の適応　**73**
「心肺機能停止前の重度傷病者に対する静脈路確保及び輸液」プロトコール　**30**，**31**，**34**
　　――の対象者　**30**
　　――の適応　**30**
心拍出量　10，11
　　――低下　54
心不全　54
　　慢性――　12
腎不全　45，54
蕁麻疹　33

す

膵液　39
膵臓　42
推定年齢　32，75
膵島　42
随伴症状　55
水分再吸収　10
水分・電解質　15
水分補給輸液製剤　**15**，**16**
髄膜炎　51，52，54

髄膜刺激症状　57
睡眠薬　52
頭蓋内圧亢進　51，54
スクロース　39
スターリング曲線　11
ストレッチャー　28
スポーツドリンク　51
スルホニル尿素薬　**45**，49

せ

生活習慣　43
生活習慣病　43
正義原則　**95**
精神疾患　54
生前意思　100
生体情報モニター　22
生体のエネルギー　**39**
生体反応　10
正中神経　27
成長ホルモン　**42**
生命・医療倫理学の諸原則　94
生命倫理の4原則　**94**
生理食塩液　**16**，17，21，32
清涼飲料水症候群　**51**
世界医師会　93
脊髄損傷　21
絶食　40
摂食中枢　40
絶対的医療行為　102
説明と同意　**99**，100
　　――の具体的手順　101
セルロース　39
善行原則　**95**
センサー　59
穿刺　24
　　――の試行回数　32，76
穿刺器具　**62**
穿刺針　15，32，64，65，76
　　――の太さ　32，76
穿刺部位　24，63
　　――の消毒　64，66
全身倦怠感　51
全身の観察　**56**
穿通性外傷　12
前負荷　9，**10**，13，18

そ

早期搬送　30
相互確認　87
巣症状　49，51
相対的医療行為　102
想定到着時間　109
瘙痒感　33

足背静脈　24
速効型インスリン　**47**
損害賠償請求事案　96

た

体位　**12**
　　——変換　**12**，88
体液管理　21
体液性調節　**41**
体液の組成　16
体液の分布　17
対応の判断　109
体質　43
代謝　10
　嫌気的——　10，40
　好気的——　10，40
代謝性アシドーシス　10，20，21，
　　50，54
代謝変化　**10**
体重減少　51
体循環　14
代償　**10**
　　——の破綻　**11**
　　——反応　10，11
対象年齢　32，75
大腿静脈　14
代諾者　94，99，100，101
大腸憩室　12
体動　85，88
大脳障害　51
大脳皮質　51
大伏在静脈　24
代用血漿剤　**16**，18
多飲　51
唾液　39
タスキギーの梅毒研究　94
多臓器機能不全　20
脱水　9，51，54
　高張性——　**16**，17
　低張性——　17
　等張性——　17
脱力　48
多糖類　39
多尿　51
炭酸水素イオン　16
炭酸水素ナトリウム　16，21
炭水化物　39
単糖類　39
蛋白質　42

ち

チアゾリジン薬　**46**
チアノーゼ　57

地域メディカルコントロール協議
　　会　27，32
チェックリスト　**120**
治験　118
致死性不整脈　20
秩序　93
窒息　54
チップ　59
地方公務員　96
チャンバー　23，28，**29**
中間型インスリン　47
肘関節部　29
中心静脈　14
中心静脈圧　11
中心静脈路　14
中枢神経細胞　39，40
中枢神経障害　54
中枢神経症状　48
中性脂肪　42
肘正中皮静脈　24
中毒　52
チューブの固定　88
腸液　39
長時間作用型インスリン1回注射療
　　法　48
聴診　57
超速効型インスリン　**47**
チルドレス　94

つ

追加講習カリキュラム　115

て

低カリウム血症　50
低血糖　42，**48**，73，101
　　——の原因　**49**
　　——の後遺症　**49**
　　——の症状　**48**
　　——の定義　**75**
　　——の病態　**48**
　　——への対応　**50**
　　——発作　46，54
　　——発作症例　4
　無自覚——　**49**
　薬剤性——　**49**
抵抗血管　11
低酸素血症　40，54
ディスポーザブル手袋　62
低体温　54
低張液　**16**
低張性脱水　17
低張電解質輸液製剤　**16**
低分子デキストラン製剤　16

滴下速度　14，66
滴下の確認　66
滴下不良　**28**
手順書　103
手袋装着　27
手袋と靴下様　45
デブリーフィング　114
電解質　**15**，17，22
　　——異常　54
電解質輸液製剤　15
　低張——　**16**
　等張——　**15**，17
てんかん　54
点検　23
電子伝達系　40
デンプン　39

と

動悸　48
統合失調症　54
瞳孔所見　57
瞳孔不同　55
橈骨神経　27
糖質　**15**，39
　　——液　16
　　——コルチコイド　**42**
　　——の分解　40
糖新生　40，41
　　——抑制　42
透析用シャント　24
透析療法　22
橈側皮静脈　24
糖代謝　43
等張液　**15**，17
等張性脱水　17
等張電解質輸液製剤　**15**，17
糖尿病　42，**43**
　　——ケトアシドーシス　**50**
　　——神経障害　45
　　——腎症　44
　　——足病変　45
　　——大血管症　45
　　——治療薬の分類　**45**
　　——の合併症　**44**
　　——の治療　**45**
　　——の病態　**43**
　　——の分類　**43**
　　——網膜症　44
　1型——　44，47，50
　2型——　44，47，51
　二次性——　44
　妊娠——　44，47
　薬剤性——　44

索 引　139

逃避反応　27
頭部外傷　54, 75
頭部手術痕　54
動脈硬化　45
動脈塞栓　28
動脈損傷　**27**
特定行為　3, 32, 73, 96, 99, 102, 103, 108
　　──の指示要請　108
吐血　12
都道府県メディカルコントロール協議会　113
ドレナージ　13
ドロップテスト　54
鈍的外傷　12

な

内頸静脈　14
内臓神経　41
内筒　24
内部評価　81
内分泌系　10
内分泌疾患　54
「内容」　51
ナトリウム　16
　　──再吸収　10

に

二酸化炭素血症　54
　　高──　54
二次災害　52, 57
二次性糖尿病　44
二次性脳病変　49, **52**, 54
日常点検　60
二糖類　39
乳酸　10, 40, 41
　　──アシドーシス　40, 46
　　──イオン　16
　　──ナトリウム　16
乳酸リンゲル液　3, 4, **16**, 17, 21, 23, 32, 83, 85
乳房切除術　24
尿細管上皮　20
尿細管閉塞　21
尿酸　21
尿毒症　52, 54
　　──性物質　45
尿のアルカリ化　21
人間の被験者保護のための倫理的原則およびガイドライン　94
妊娠糖尿病　**44**, 47
認知　106
　　──機能　51

認知症　48
にんにく臭　54

ね

熱中症　9
眠気　48

の

脳炎　51, 52, 54
脳幹梗塞　54
脳幹出血　54
脳幹反射　57
脳梗塞　45, 51, 54, 55
脳細胞　52
脳腫脹　51
脳出血　51
脳塞栓　28
脳卒中　49, 54, 73
脳動脈瘤破裂　73
脳内血腫　55
　　高血圧性──　54
脳内出血　54
脳膿瘍　54
脳病変
　　一次性──　49, **51**, 54
　　二次性──　49, **51**, 54
脳ヘルニア　51, 55
農薬　52, 57
ノルアドレナリン　14, 48

は

パー・プロトコール解析　**119**
廃棄ボックス　23, 27, 62
廃棄用ボトル　23, 27, 62
敗血症　45, 54
敗血症性ショック　9, 11, 12, 13, 30, 32, 45
肺血栓塞栓症　9, 12, 13, 54
肺水腫　54
バイタルサイン　11, 13, 23, 32, 33, 51, 55, 68, 69, 75
肺動脈内血栓除去術　19
背部痛　54
ハインリッヒの法則　81
麦芽糖　39
曝露　117
播種性血管内凝固症候群　10, 20
バソプレシン　10
パターナリズム　93, 94
ハチ刺傷　33
ばち指　57
発汗　48
バックフロー　24

パラメディック　97
針刺し事故　**27**, 97
　　──防止　27
針刺し防止機構付き留置針　27
腫れ　26, 29, 67, 69, 88
搬送確認書　**125**
搬送時間　30

ひ

ビーチャム　94
比較対照　117
皮下出血　28
皮下注射　47
皮下輸液法　**15**
皮下漏出　29
ビグアナイド薬　**46**
非ケトン性高浸透圧性糖尿病性昏睡　51
肘関節部　29
非心肺機能停止状態　88
ヒステリー　54
非ステロイド系抗炎症薬　49
ビタミンB_1　40
非糖質代謝産物　40
ヒドロキシエチルスターチ　16
皮膚潰瘍　70
皮膚所見　30
ヒポクラテスの誓い　93, 99
肥満　43
ヒヤリ・ハット　81
ヒューマンエラー　79
病院実習　114
病院前救護　18, 19, 32, 99, 101, 102, 103, 104
「病院前救護体制のあり方等に関する検討会」報告書　3
病院のあり方に関する報告書　94
評価表　**120**
標準プロトコール　**30**, **73**
標準予防策　27, 62
病状変化状況　109
病状変化の報告　109
標的臓器　43
　　インスリン──　43
病歴の聴取　**55**
ピルビン酸　40, 41
貧血　56
頻呼吸　10, 54
ビン針　23
　　──の抜去　88
頻脈　51

ふ

不穏　67, 85, 88
副交感神経系　41
副作用　84
腹式呼吸　54
副腎髄質　10
副腎疾患　54
副腎皮質ステロイド　**42**, 44
腹水　54, 57
腹部血管性雑音　57
腹部腫瘤　57
腹部膨満　56
不作為事案　98
浮腫　20, 45, 55, 57
　　リンパ——　24
不整脈　9
　　致死性——　20
ブドウ糖　39, **40**, 41, 43, 50, 52, 83
　　——産生経路　**41**
　　——タブレット　66
　　——取り込み促進　42
　　——取り込み抑制　42
　　——内服　50
　　——濃度　43
　　——放出抑制　42
ブドウ糖投与　4, **66**, 75, 101
　　——時の注意点　68
　　——の合併症　70
　　——の手順　66
　　——の評価表　**121**, **122**
プラスチックアンプル　70, 71
フラッシュチャンバー　24
ブリスター包装　66
フルクトース　39
プレフィルドシリンジ　67, 69
プロトコール　27, 30, 73, 103
　　——の策定　102
　　「心肺機能停止前の重度傷病者に対する血糖測定及び低血糖発作症例へのブドウ糖投与」——　**73**
　　「心肺機能停止前の重度傷病者に対する血糖測定及び低血糖発作症例への輸液」——　**74**
　　「心肺機能停止前の重度傷病者に対する静脈路確保及び輸液」——　30, 31
分析的研究　118

へ

平均肺動脈圧　11
閉塞性ショック　12, 54
閉塞性動脈硬化症　45
ペットボトル症候群　51
ヘマトクリット　60
ヘモグロビン　43
ヘルシンキ宣言　99
ベルモント・レポート　94
ペン型インスリンの使い回し　84
弁不全　9
弁膜症　9
片麻痺　48, 51, 54, 73

ほ

蜂窩織炎　45, 54
包括的指示　3, 30, 103
法的に無能力な傷病者への対応　100
法的無能力者　100
ボールペン　28
保温　22
保管　61
ボグリボース　50
発作性夜間呼吸困難　11
発赤　33
ホットライン　103
ポビドンヨード　27
ホルモン　**41**, 42

ま

末梢静脈　14, **25**
末梢静脈路　14
末梢神経障害　45
麻薬　52
マルトース　39, 60
慢性心不全　12
慢性閉塞性肺疾患　54
マンニトール　21

み

ミオグロビン　20, 21
ミオグロビン尿　21
右左シャント　28
ミグリトール　50
未成年　100
ミトコンドリア　39, 40
脈　30
民事責任　96

む

無危害原則　**94**
無機リン酸　39
無作為割付け臨床試験　117
無自覚低血糖　49
睡眠導入薬　52
フィードバック技法　113

ムラージュ　114

め

迷走神経　41
滅菌ガーゼ　28
メディカルコントロール　**102**
　　——体制　3, **102**
　　——のコア業務　**102**
　　オンライン——　96, 103
メディカルコントロール協議会　27
　　地域——　27, 30, 32, 73, 81, 96, 100
　　都道府県——　113
めまい　48, 54
目盛りの見間違え　84
免疫　44

も

毛細血管　39
漏れ　26, 29, 67, 69, 88
問診　30

や

薬剤性低血糖　49
薬剤性糖尿病　44
薬剤投与　3
　　——不成功事案　**97**
薬剤取り違え　84
薬剤の誤投与　**83**
　　——の背景　85
　　——防止策　**87**
薬剤量の間違い　84
薬物中毒　54
薬物療法　**45**

ゆ

有効期限切れ　84
有効期限の確認　85
遊離脂肪酸　50
輸液　4, **13**, **14**, 87
　　——製剤　**15**, 23
　　——セット　23
　　——速度　26, 28, 32, 33, 85
　　——の合併症　**19**
　　——の経路　14
　　——の分布　**16**
　　——の目的　14
　　——バッグ　23, 27, 28
　　——ボトル　23
　　——ポンプの流量設定　84
　　維持——　**27**, **28**, **31**, **32**, **33**
　　急速——　**15**, **18**, **22**, **26**, **28**, **31**, **32**, **33**

輸液回路　23, 26, 28, 87
　　　──の偶発的抜去　88
　　　──の固定不良　88
指差呼称　87
指・鼻試験　54

よ

陽圧呼吸　10
陽性変時作用　10
陽性変力作用　10
容量血管　10
容量負荷　18
　　　──テスト　13

ら

ランゲルハンス島　42

り

リキャップ　27
リスクマネジメント　**79**
リスボン宣言　99, 100
立位　13
利尿薬　51
　　浸透圧──　21
リビングウィル　100
硫化水素ガス　52, 57
留置針抜去　28
緑内障　44
リンゲル液　**16**, 85
臨床研究　**117**
　　　──に関する倫理指針　100
リンパ浮腫　24
倫理　93

る

ルール　93

れ

冷汗　28
レニン-アンギオテンシン-アルドステロン系　10

ろ

ローラークランプ→クレンメ
ログロール　89

わ

ワーキングメモリー　106
ワルファリン　49
　　　──の休薬　84

```
JCOPY 〈(社)出版者著作権管理機構 委託出版物〉
本書の無断複写は著作権法上での例外を除き禁じられています。
複写される場合は,そのつど事前に,下記の許諾を得てください。
(社)出版者著作権管理機構
TEL.03-5244-5088  FAX.03-5244-5089  e-mail：info@jcopy.or.jp
```

救急救命士標準テキスト　追補版
ショックへの輸液・ブドウ糖投与

定価（本体価格4,600円＋税）

2014年 3月31日	第1版第1刷発行
2014年 6月 5日	第1版第2刷発行
2014年11月25日	第1版第3刷発行
2015年 3月25日	第1版第4刷発行
2015年 6月 1日	第1版第5刷発行
2016年 2月25日	第1版第6刷発行
2017年 2月24日	第1版第7刷発行
2018年 1月15日	第1版第8刷発行
2018年10月 1日	第1版第9刷発行
2019年12月16日	第1版第10刷発行

編　集　救急救命士標準テキスト追補版編集委員会©
発行者　佐藤　枢
発行所　株式会社　へるす出版
　　　　〒164-0001　東京都中野区中野2-2-3
　　　　電話　（03）3384-8035（販売）　（03）3384-8155（編集）
　　　　振替　00180-7-175971
　　　　http://www.herusu-shuppan.co.jp
印刷所　広研印刷株式会社

Ⓒ 2014 Printed in Japan　　　　　　　　　〈検印省略〉
落丁本,乱丁本はお取り替えいたします。
ISBN 978-4-89269-840-8